# わかりやすい
# 薬学系の数学演習

小林 賢・熊倉隆二 ［編］

岩﨑祐一・上田晴久・佐古兼一 ［著］

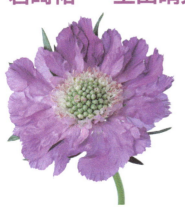

講談社

## 編集

小林　　賢　日本薬科大学教授　　　（全体編集）
熊倉　隆二　日本薬科大学講師　　　（6、7、8、9、全体編集）



## 執筆者

岩﨑　祐一　元 日本薬科大学講師　（1、2、3、4、5）
上田　晴久　日本薬科大学教授　　　（国試にチャレンジ 4-1、4-2、6-1、6-2、9−6、9-7、
　　　　　　　　　　　　　　　　　9-8、9-9、9-10）
佐古　兼一　日本薬科大学講師　　　（国試にチャレンジ 5-1、8-1、9-1、9-2、9-3、9-4、9-5）


　　　　　　（五十音順、かっこ内は担当箇所）

# はじめに

　薬学の学習では、化学、生物学はもちろんのこと、物理学も含め広い分野にわたる知識を深めなければなりません。その中で数学は忘れられがちですが、反応速度などの化学計算や薬物の体内動態などにおいて、数学はキーツールとしての役割を担っています。したがって、薬学を学ぶ上では、計算力などの数学的素養はもちろんのこと、指数・対数、微分・積分などの高等学校で学ぶ数学を身に付けておくことが必須のことといえます。しかしながら、薬学生の中には、薬学の学びがスムーズに進むに足る数学の力を身につけていない人が少なくありません。そのために、薬学がよくわからない、具体的な計算を間違えてしまうといったことが起こるのです。本書は、そんな薬学生が数学を学び直したいとする切実な要望に応えるものとして必要かつ十分な内容に編集したもので、次のような特徴があります。

## 1. 薬学で必要とする計算力から数学的素養まで、すべての事項を網羅

　本来、中学生の段階で身につけておかなければならない複雑な小数計算や割合計算から、高等学校で学ぶ指数・対数、数列、微分・積分、そして、偏微分・全微分、微分方程式まで、薬学を学び進めるにあたって必要とする数学を網羅しています。重要なことは、単なる「数学」の学習に終わらず、自然に薬学の学びにつながるように配慮されたものであることです。

## 2. 主要事項を理解でき、力が身につく詳しい解説付きの例題と問題で構成

　押さえておきたい主要事項を最初にまとめ、例題、解説、問題で構成しています。例題は、主要事項を理解するために欠かせない内容を取り上げ、解説は丁寧で平易なものとしています。さらに、問題は自分で解くことで力がつくように考えられたもので、解答も自分の解答が間違っていた場合に、どこで何を間違えたのかがわかるように細かな部分まで触れています。

## 3. 国家試験の過去問を利用して専門科目の学習を先取り

　「国試にチャレンジ」は、国家試験問題の中から、学習した数学を用いて解ける良問を選んでいます。とくに、2年次以降で学ぶ薬物動態にかかる問題を多く選び、詳しい解答を通じて学習の先取りをしています。ここでは、数学的な面から解説を加えることで、理解することの面白みも味わうことができます。

　本書は、講談社から出版されている『わかりやすい薬学系の数学入門』の流れを汲んだ演習本として編集されていますが、本書のみでも十分に学習が進められるように配慮しています。本書での学習を通じて、本来の薬学の学びがスムーズに進められるよう。編者ならびに著者一同願っております。

編者一同

わかりやすい薬学系の数学演習　目次

はじめに ……………………………………………………………………… iii

## 第1章　序論 ……………………………………………………… 1

1.1　連分数 ………………………………………………………………… 1
1.2　割合・比例計算 ……………………………………………………… 4

## 第2章　指数関数 ……………………………………………… 8

2.1　有効数字・有効桁数 ………………………………………………… 8
2.2　指数計算と半減期 …………………………………………………… 10
2.3　指数関数のグラフ …………………………………………………… 15
2.4　薬学で扱う計算問題 ………………………………………………… 18

## 第3章　対数関数 ……………………………………………… 21

3.1　対数とその性質 ……………………………………………………… 21
3.2　対数の計算 …………………………………………………………… 22

## 第4章　対数の応用 …………………………………………… 31

4.1　対数関数のグラフ …………………………………………………… 31
4.2　対数の薬学への応用（pH、pKa、pKｂ）………………………… 34
4.3　対数の薬学への応用（1次反応式と半減期）…………………… 40

## 第5章　等比数列 ……………………………………………… 47

5.1　等比数列の基礎 ……………………………………………………… 47
5.2　薬学で扱う問題、Σを用いた計算 ………………………………… 50

## 第6章　関数 · · · · · · · · · · · · · 55

6.1　反応式とグラフ · · · · · · · · · · · · · 55
6.2　いろいろな関数のグラフ · · · · · · · · · · · · · 59

## 第7章　微分 · · · · · · · · · · · · · 62

7.1　定義と微分係数 · · · · · · · · · · · · · 62
7.2　積、商、合成、逆関数の導関数 · · · · · · · · · · · · · 64
7.3　対数、指数、反応速度 · · · · · · · · · · · · · 67
7.4　偏微分、全微分 · · · · · · · · · · · · · 71

## 第8章　積分 · · · · · · · · · · · · · 74

8.1　不定積分、公式と計算 · · · · · · · · · · · · · 74
8.2　面積、定積分 · · · · · · · · · · · · · 76
8.3　置換積分 · · · · · · · · · · · · · 78
8.4　部分積分法など薬学で扱う問題 · · · · · · · · · · · · · 84

## 第9章　微分方程式 · · · · · · · · · · · · · 88

9.1　変数分離形の微分方程式 · · · · · · · · · · · · · 88
9.2　1階線形微分方程式、身近な微分方程式 · · · · · · · · · · · · · 91
9.3　微分方程式の薬学への応用 · · · · · · · · · · · · · 96

問題解答 · · · · · · · · · · · · · 103

# 第1章

# 序論

## 1.1 連分数

> **四則の計算**
> ① 左から順に計算します。
> ② 加、減、乗、除算が混ざっているときは、加、減算より乗、除算を優先します。
> ③ カッコがあるときは、カッコの中を優先します。

◆掛け算と割り算

$$a \div b = \frac{a}{b} = a \times \frac{1}{b}$$

◆割り算を掛け算の形にするには、割る数の逆数をかけます。

$$a \div b = a \times \frac{1}{b} \qquad a \div \frac{1}{b} = a \times b \qquad a \div \frac{n}{m} = a \times \frac{m}{n}$$

◆分数は分母、分子に同じ数をかけても同じ数で割っても等号が成り立ちます。

$$\frac{a}{b} = \frac{a \times n}{b \times n} = \frac{a \div m}{b \div m} = \frac{a \times \dfrac{1}{m}}{b \times \dfrac{1}{m}}$$

$c = \dfrac{a}{b}$ のときは、$b = \dfrac{a}{c}$ や $a = bc$ と表すことができます。(ただし $b \neq 0$、$c \neq 0$)

　　分母に小数 (分数) がある場合は、基本として小数 (分数) に適切な値をかけて整数にしてから計算します。とくに、分母を 1 にする数があればその数を使います。

> **例題 1-1** 次の値を求めなさい。
>
> (1) $\dfrac{1}{0.1}$ (2) $\dfrac{0.2}{0.01}$ (3) $\dfrac{5}{\dfrac{1}{3}}$ (4) $\dfrac{\dfrac{1}{3}}{5}$

**解答**

(1) $\dfrac{1 \times 10}{0.1 \times 10} = \dfrac{10}{1} = 10$ 分母を 1 にするため、分母と分子にそれぞれ 10 をかけます。

1.1 連分数　　1

(2) $\dfrac{0.2\times100}{0.01\times100}=\dfrac{20}{1}=20$　分母を1にするため、分母と分子にそれぞれ100をかけます。

(3) $\dfrac{5\times3}{\dfrac{1}{3}\times3}=\dfrac{15}{1}=15$　分母を1にするため、分母と分子にそれぞれ3をかけます。

(4) $\dfrac{\dfrac{1}{3}\times3}{5\times3}=\dfrac{1}{15}$　分子の分数の分母を払うために3をかけます。

**問 1-1**　式の値を求めなさい。

| 式 | 値 | 式 | 値 | 式 | 値 | 式 | 値 | 式 | 値 |
|---|---|---|---|---|---|---|---|---|---|
| $\dfrac{1}{0.1}$ | | $\dfrac{1}{0.01}$ | | $\dfrac{100}{0.1}$ | | $\dfrac{2}{0.2}$ | | $\dfrac{0.1}{0.01}$ | |
| $\dfrac{1}{0.2}$ | | $\dfrac{1}{0.02}$ | | $\dfrac{1}{0.001}$ | | $\dfrac{0.2}{10}$ | | $\dfrac{10}{0.2}$ | |
| $\dfrac{1}{0.4}$ | | $\dfrac{1}{0.04}$ | | $\dfrac{1}{0.05}$ | | $\dfrac{0.05}{0.01}$ | | $\dfrac{0.1}{100}$ | |
| $\dfrac{1}{0.5}$ | | $\dfrac{1}{0.25}$ | | $\dfrac{1}{0.125}$ | | $\dfrac{0.04}{0.1}$ | | $\dfrac{10}{0.01}$ | |
| $\dfrac{1}{0.8}$ | | $\dfrac{0.1}{0.05}$ | | $\dfrac{1}{0.025}$ | | $\dfrac{0.2}{0.04}$ | | $\dfrac{0.1}{0.02}$ | |

**例題 1-2**　次の値を求めなさい。

(1) $\dfrac{0.2}{1-0.99}$　　(2) $\dfrac{4}{1-0.75}$　　(3) $\dfrac{5}{1-\dfrac{2}{3}}$　　(4) $\dfrac{1-\dfrac{2}{3}}{5}$

**解答**

分母または分子に加法、減法の式があるときは、その計算を優先します。

(1) $\dfrac{0.2}{1-0.99}=\dfrac{0.2}{0.01}=\dfrac{0.2\times100}{0.01\times100}=\dfrac{20}{1}=20$

分母を1にするために、分母と分子にそれぞれ100をかけます

(2) $\dfrac{4}{1-0.75}=\dfrac{4}{0.25}=\dfrac{4\times4}{0.25\times4}=4\times4=16$

(3) $\dfrac{5}{1-\dfrac{2}{3}}=\dfrac{5}{\dfrac{1}{3}}=\dfrac{5\times3}{\dfrac{1}{3}\times3}=5\times3=15$

(4) $\dfrac{1-\dfrac{2}{3}}{5}=\dfrac{\dfrac{1}{3}}{5}=\dfrac{1}{3}\times\dfrac{1}{5}=\dfrac{1}{15}$

$\dfrac{a}{b}=a\times\dfrac{1}{b}$ より

**問 1-2**　次の値を求めなさい。

(1) $\dfrac{4}{1-0.75}$　　(2) $\dfrac{3-3.6}{1-1.5}$　　(3) $\dfrac{14}{13-\dfrac{4}{3}}$　　(4) $\dfrac{1-\dfrac{1}{3}}{5}$

> **例題 1-3** 次の値を求めなさい。
>
> (1) $\dfrac{4}{0.25}-\dfrac{1}{0.2}$　　(2) $\dfrac{0.02}{0.25\times0.01}$　　(3) $\dfrac{\dfrac{0.5}{200}}{\dfrac{0.2}{50}}$　　(4) $\dfrac{2-\dfrac{1}{5}}{1-\dfrac{3}{4}}$

**解答**

いきなり通分しないで、まず、それぞれの分数を計算します。

(1) $\dfrac{4}{0.25}-\dfrac{1}{0.2}=\dfrac{4\times4}{0.25\times4}-\dfrac{1\times5}{0.2\times5}=\dfrac{16}{1}-\dfrac{5}{1}=16-5=11$

> 分母を 1 にするために、分母と分子にそれぞれ 4 をかけます

> 分母を 1 にするために、分母と分子にそれぞれ 5 をかけます

**（別解）**

$\dfrac{4}{0.25}-\dfrac{1}{0.2}=\dfrac{4\times100}{0.25\times100}-\dfrac{1\times10}{0.2\times10}=\dfrac{400}{25}-\dfrac{10}{2}=16-5=11$

(2) $\dfrac{0.02}{0.25\times0.01}=\dfrac{1}{0.25}\times\dfrac{0.02}{0.01}=\dfrac{1}{0.25}\times2=\dfrac{2}{0.25}=\dfrac{2\times4}{0.25\times4}=\dfrac{8}{1}=8$

(3) $\dfrac{\dfrac{0.5}{200}}{\dfrac{0.2}{50}}=\dfrac{0.5}{200}\div\dfrac{0.2}{50}=\dfrac{0.5}{200}\times\dfrac{50}{0.2}=\dfrac{50}{200}\times\dfrac{0.5}{0.2}=\dfrac{1}{4}\times\dfrac{5}{2}=\dfrac{5}{8}$

(3) $\dfrac{2-\dfrac{1}{5}}{1-\dfrac{3}{4}}=\dfrac{\dfrac{9}{5}}{\dfrac{1}{4}}=\dfrac{9}{5}\times\dfrac{4}{1}=\dfrac{36}{5}$

**問 1-3** 次の値を求めなさい。

(1) $\dfrac{1}{0.2}-\dfrac{1}{0.25}$　　(2) $\dfrac{\dfrac{0.2}{200}}{\dfrac{0.4}{500}}$　　(3) $\dfrac{0.6\times\dfrac{3.6\times1000}{24\times50}}{0.01}$

(4) $1-\dfrac{\dfrac{60}{300}\times(1-0.8)}{0.25}$　　(5) $\dfrac{1-\dfrac{1}{4}}{2-\dfrac{4}{5}}$

> **例題 1-4** $t$ の値を求めなさい。
>
> (1) $\dfrac{1}{0.01}=\dfrac{1}{0.1}+0.2t$　　(2) $\dfrac{100}{t}=10.0\times0.5^2$　　(3) $t=\dfrac{1}{0.2}\left(\dfrac{0.5-0.05}{0.5\times0.05}\right)$

**解答**

(1) $\dfrac{1}{0.01}=100$、$\dfrac{1}{0.1}=10$ ですから、

1.1　連分数　　3

$\dfrac{1}{0.01} = \dfrac{1}{0.1} + 0.2t$ を $100 = 10 + 0.2t$ に変形できます。

$0.2t = 100 - 10 = 90$

$t = \dfrac{90}{0.2} = \dfrac{90 \times 5}{0.2 \times 5} = \dfrac{450}{1} = 450$

分母を $1$ にするために、分母と分子にそれぞれ $5$ をかけます

(2) 商と分母を交換して

$t = \dfrac{100}{10.0 \times 0.5^2} = \dfrac{100}{10.0 \times 0.25} = \dfrac{100}{2.5} = \dfrac{100 \times 4}{2.5 \times 4} = \dfrac{400}{10} = 40$

(3) $t = \dfrac{1}{0.2}\left(\dfrac{0.5}{0.5 \times 0.05} - \dfrac{0.05}{0.5 \times 0.05}\right) = \dfrac{1}{0.2}\left(\dfrac{1}{0.05} - \dfrac{1}{0.5}\right) = 5(20 - 2) = 90$

分数を分けて計算します

分数の分母が小数であるときは、整数で表すことを考えましょう。

**問 1-4**　$t$、$K_m$ の値を求めなさい。

(1) $\dfrac{2}{5} = 1.6 - 0.6t$　　(2) $t = \dfrac{0.2 - 0.05}{0.25 \times 0.05 \times 0.2}$　　(3) $25 = \dfrac{52.5 \times 2.0 \times 10^{-5}}{K_m + 2.0 \times 10^{-5}}$

## 1.2　割合・比例計算

割合：比較する量が基準とする量の何倍にあたるかを表した数
　　割合 ＝ 部分（比較する量）÷ 全体（基準となる量）　⇄　全体×割合 ＝ 部分
**薬学の場合**
　　割合 ＝ 有効成分（原薬）量÷薬全体量

◆ 百分率：100 に対する割合で 0.01 を 1 ％ と表します。

◆ ppm：100 万分のいくらかを表す割合です。

**例題 1-5**　次の問に答えなさい。
(1)　2 g は 100 g の何 ％ になるか。
(2)　2 ppm を百分率で表しなさい。

**解答**

(1)　$(2 \div 100) \times 100 = 0.02 \times 100 = 2\%$　　　100 に対する割合

　　　　　　　　　　　　　　　　　　1 に対する割合

(2)　$1\,\text{ppm} = \dfrac{1}{10^6}$ より、百分率で表すときは、100 万に対する割合を 100 倍すればよい

　　ことになります。すなわち、

　　$2\,\text{ppm} = \dfrac{2}{10^6} \times 100 = \dfrac{2}{10^4} = 0.0002\%$

**問 1-5** 次の小数、分数、百分率、ppm を（　　）内の値に直しなさい。

(1)  2.5 %（小数）　　(2)  0.2（%）　　(3)  $\dfrac{4}{5}$（%）

(4)  100 ppm（%）　　(5)  0.0025 %（ppm）

◆ 基準の量（$y$）と 百分率（$a$ %）が与えられているとき、比較する量（$x$）は次のように求められます。

$$x = y \times \dfrac{a}{100}$$

---

**主な濃度の表し方**

質量パーセント濃度（wt%, w/w%）＝ $\dfrac{溶質 (g)}{溶液 (g)} \times 100$　（溶液 ＝ 溶媒（水）＋ 溶質）

質量／体積パーセント濃度（w/v%）＝ $\dfrac{溶質 (g)}{溶液 (mL)} \times 100$

体積パーセント濃度（vol%, v/v%）＝ $\dfrac{溶液 (mL)}{溶液 (mL)} \times 100$

モル濃度（mol/L）：溶液 1 L 中に含まれている溶質をモル単位 $\left( = \dfrac{質量 (g)}{分子量} \right)$ で表した濃度

---

**例題 1-6**

(1)  原薬 5 g に 乳糖 95 g を混ぜた 混合物 の質量パーセント濃度を求めなさい。

(2)  5 mol/L の塩化ナトリウム（NaCl）溶液を 200 mL つくるのに必要な NaCl の量を求めなさい。ただし、NaCl の分子量を 58.44 とする。

**解答**

(1)  質量パーセント濃度 ＝ $\dfrac{5}{5+95} \times 100 = \dfrac{5}{100} \times 100 = 5$ wt%

原薬と乳糖を足した値が薬（混合物）全体量

(2)  5 mol/L とは 1 L の NaCl 溶液中に、NaCl が 5 mol 溶けていることになります。
すなわち、1 L（1000 mL）中に $58.44 \times 5 = 292.2$ g が溶けていることになります。では、200 mL つくるのに必要な NaCl の量は、

$$58.44 \times 5 \times \dfrac{200}{1000} = 292.2 \times 0.2 = 58.44 \text{ g}$$

**問 1-6-1** 原薬 10 g に乳糖 390 g を混ぜた混合物の質量パーセント濃度を求めなさい。

**問 1-6-2** 溶液 100 g 中に塩化ナトリウム NaCl が 0.9 g 溶け合っているときの NaCl の質量パーセント濃度を求めなさい。

**問 1-6-3** 溶液 100 mL 中に NaCl が 0.9 g 溶け合っているときの NaCl の質量／体積パーセント濃度を求めなさい。

**問 1-6-4** 9 ％（w/w%）の NaCl 溶液 500 g に水を加えて 0.9 ％に薄めるためには何 g の水が必要になるか計算しなさい。

**問 1-6-5** 10 ％（w/v%）の NaCl 溶液を水で希釈して 2 ％（w/v%）の NaCl 溶液 500 mL を調製したい。このとき何 mL の 10 ％（w/v%）NaCl 溶液が必要になるか計算しなさい。

**問 1-6-6** 10 ％（w/v%）の NaCl 溶液と 10 ％（w/v%）クエン酸溶液を水で希釈して「NaCl を 2 ％（w/v%）、クエン酸を 5 ％（w/v%）含む混合液」を 500 mL 調製したい。10 ％（w/v%）の NaCl 溶液と 10 ％（w/v%）クエン酸溶液はそれぞれ何 mL ずつ必要か計算しなさい。

---

**例題 1-7** アセトアミノフェン細粒 20 ％について、次の問に答えなさい。
(1) 1 g 中にアセトアミノフェンは何 mg 含まれているか。
(2) アセトアミノフェンを 300 mg 必要とする場合、アセトアミノフェン細粒 20 ％を何グラム量りとればよいか。

---

**解答**

(1) アセトアミノフェン細粒 20 ％とは、1000 mg（＝1 g）中にアセトアミノフェンを 200 mg（＝0.2 g）含んでいることを意味します。

$$\text{細粒 20 ％中のアセトアミノフェン量} = \underset{\boxed{1000\text{ mg 中}}}{1000} \times \frac{\overset{\boxed{20\text{ ％}}}{20}}{100} = 1000 \times 0.2 = 200 \text{ mg}$$

(2) アセトアミノフェン細粒 20 ％は 1 g 中にアセトアミノフェンを 200 mg 含んでいるので、アセトアミノフェンを 300 mg 量りとるためには、

$$\text{アセトアミノフェン 20 ％の製剤量} = \frac{\overset{\boxed{必要とする成分量 [g]}}{0.3}}{\underset{\boxed{\dfrac{成分含量[\%]}{100}}}{\dfrac{20}{100}}} = \frac{0.3}{0.2} = 1.5 \text{ g}$$

> 成分含量（薬に含まれる有効成分（原薬）の割合）と必要とする成分量（必要な有効成分の量）がわかっているとき、製剤量（量りとる薬の量）は下記の式で求めることができます。
>
> $$製剤量[g] = \frac{必要とする成分量[g]}{\dfrac{成分含量[\%]}{100}}$$
>
> または、
>
> $$製剤量[g] = \frac{必要とする成分量[mg]}{1\,g\,あたりの成分量[mg]}$$

**問 1-7-1**　プラバスタチンナトリウム細粒 0.5 ％ という製剤 1 g 中に含まれる有効成分の分量を求めなさい。

**問 1-7-2**　有効成分のプラバスタチンナトリウム 10 mg を与薬するためには、プラバスタチンナトリウム細粒 0.5 ％ を何 g 量りとればよいか。

**問 1-7-3**　有効成分のセフニジル 40 mg を与薬するためには、セフジニル細粒小児用 10 ％ を何 g 量りとればよいか。

**問 1-7-4**　10 ％ の塩化ベンザルコニウム消毒液を用いて 0.5 ％ の希釈液を 1000 mL つくるのに必要な薬液量を求めなさい。

**問 1-7-5**　250 mg/5 mL（5 mL 中に有効成分を 250 mg 含む）と表記されたシクロスポリン注射薬を 200 mg 与薬するのに必要な薬液量を求めなさい。

**第2章**

# 指数関数

## 2.1 有効数字・有効桁数

**有効数字・有効桁数の規則**

(1) 0 でない数字に挟まれた 0 は有効桁数として数えます。

(例) 60002 の有効数字は 5 桁、80.0013 の有効数字は 6 桁となります。

(2) 0 でない数字より前に 0 がある場合、その 0 は桁数として数えません。

(例) 0.0002 の有効数字は 1 桁、0.07021 の有効数字は 4 桁となります。

(3) 小数点より右側で、0 でない数字の右にある 0 は桁数に数えます。

(例) 20.00 の有効数字は 4 桁、0.010 の有効数字は 2 桁となります。

※ 0.010 の 1 の前の 0 は(2)の約束が優先して、桁数として数えません。

(4) 2400 のような場合、有効数字は 4 桁とも 2 桁とも考えられます。前後の文脈からどちらかを選びます。

(5) 指数を使って数値を $a \times 10^n$ ($1 \leqq a < 10$、$n$ は整数) の形で表すことがあります。このときは、$a$ で有効桁数を示します。

(例) $8.2600 \times 10^8$ の有効数字は 5 桁、$4.30 \times 10^{-5}$ の有効数字は 3 桁となります。

(6) 四則演算を行う際に、有効数字の桁数が同じ場合は、計算結果も四捨五入して有効数字の桁数をそろえます。異なる場合は、かけ算と割り算では、桁数が多い数は一番桁数の小さい桁数より +1 だけ桁数をとり、答えは四捨五入して一番小さな桁数にあわせます。

(例) $2.03 \times 5.3 \times 2.246 = 24.164714$

    3 桁　2 桁　4 桁

となりますが、この計算では一番小さな有効数字は 5.3 の 2 桁ですから、これにあわせ、小数第 1 位のところで四捨五入して、答は、24 となります。

また、足し算と引き算では、小数点以下の桁数が最も小さい桁数に合わせます。

**例題 2-1** （　　）内に適切な数字を入れなさい。

(1)　$196000 = 1.96 \times 10^{(\ \ )}$ 　　　(2)　$\dfrac{5}{40000} = 1.25 \times 10^{(\ \ )}$

(3)　（　　　）$= 1.69 \times 10^{-5}$ 　　　(4)　$0.0000045 = 4.5 \times 10^{(\ \ )}$

**解答**

(1)　$196000 = 1.96 \times 10^{5}$ 　　　(2)　$\dfrac{5}{40000} = 0.000125 = 1.25 \times 10^{-4}$

(3)　$0.0000169 = 1.69 \times 10^{-5}$ 　　　(4)　$0.0000045 = 4.5 \times 10^{-6}$

**問 2-1**　（　　）内に適切な数字を入れなさい。

(1)　$23000 = 2.3 \times 10^{(\ \ )}$ 　　　(2)　$\dfrac{50}{20000} = 2.5 \times 10^{(\ \ )}$

(3)　（　　　　）$= 0.35 \times 10^{5}$ 　　　(4)　$0.0000305 = 3.05 \times 10^{(\ \ )}$

**例題 2-2**　次の計算をしなさい。

(1)　$13.51 + 3.8$ 　　　(2)　$10.9 - 2.58$ 　　　(3)　$0.43 \times 3.14$ 　　　(4)　$6.235 \div 13$

**解答**

(1)　$13.51 + 3.8 = 17.31 = 17.3$ （3.8 が小数点以下 1 桁だから、小数点以下 2 桁目で四捨五入）

(2)　$10.9 - 2.58 = 8.32 = 8.3$ （10.9 が小数点以下 1 桁だから、小数点以下 2 桁目で四捨五入）

(3)　$0.43 \times 3.14 = 1.3502 = 1.4$ （0.43 が一番有効桁数の小さい 2 桁だから、3 桁目で四捨五入）

(4)　$6.235 \div 13 = 0.4796\cdots = 0.48$ （13 が一番有効桁数の小さい 2 桁だから、3 桁目で四捨五入）

**問 2-2**　次の計算をしなさい。

(1)　$10.42 + 2.7$ 　　　(2)　$0.35 \times 3.58$ 　　　(3)　$2.45 \times 7.21 + 4.21$

**例題 2-3**　次の数値について有効数字の桁数を答えなさい。

(1)　$11.05$ 　　　(2)　$0.0120$ 　　　(3)　$1.21 \times 10^{6}$ 　　　(4)　$1.10 \times 10^{3}$

**解答**

(1)　4 桁 　　　(2)　3 桁 　　　(3)　3 桁 　　　(4)　3 桁

**問 2-3**　次の数値について有効数字の桁数を答えなさい。

(1)　$510.0$ 　　　(2)　$0.0001$ 　　　(3)　$8.70 \times 10^{6}$ 　　　(4)　$52.32$

> **国試にチャレンジ 2-1**
>
> 「0.0120」で表される数値について、有効数字の桁数はどれか。1つ選べ。
>
> (1) 1　　(2) 2　　(3) 3　　(4) 4　　(5) 5
>
> （第99回薬剤師国家試験問4）

## 2.2 指数計算と半減期

> **指数の法則** ($a>0, b>0$)
>
> (1) $a^m \times a^n = a^{m+n}$　　(2) $a^m \div a^n = a^m \times a^{-n} = a^{m-n}$　　(3) $(a^m)^n = a^{mn}$
>
> (4) $(ab)^n = a^n b^n$　　(5) $\left(\dfrac{a}{b}\right)^n = \dfrac{a^n}{b^n}$　　(6) $\sqrt[n]{a} \times \sqrt[n]{b} = \sqrt[n]{ab}$
>
> (7) $\dfrac{\sqrt[n]{a}}{\sqrt[n]{b}} = \sqrt[n]{\dfrac{a}{b}}$　　(8) $(\sqrt[n]{a})^n = \sqrt[n]{a^n}$　　(9) $\sqrt[m]{\sqrt[n]{a}} = \sqrt[mn]{a}$
>
> (10) $\sqrt[n]{a^m} = \sqrt[np]{a^{mp}}$　　(11) $(\sqrt[n]{a})^n = a$　　(12) $a^0 = 1$　　(13) $a^{-n} = \dfrac{1}{a^n}$
>
> (14) $a^{\frac{1}{2}} = \sqrt{a}$　　(15) $a^{\frac{n}{m}} = \sqrt[m]{a^n}$　　(16) $a^{\frac{1}{m}} = \sqrt[m]{a}$

> **例題 2-4**　累乗根は分数の指数に、分数の指数は累乗根に直しなさい。
>
> (1) $\sqrt{10}$　　(2) $\dfrac{1}{\sqrt{3}}$　　(3) $5^{\frac{1}{3}}$

**解答**

(1) $\sqrt{10} = 10^{\frac{1}{2}}$（2乗根では2が省略されています（$\sqrt{10} = \sqrt[2]{10}$））

(2)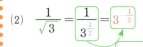

$\dfrac{1}{a^n} = a^{-n}$

(3)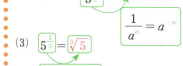

$a^{\frac{1}{m}} = \sqrt[m]{a}$

**問 2-4**　累乗根は分数の指数に、分数の指数は累乗根に直しなさい。

(1) $\sqrt{2}$　　(2) $2\sqrt[3]{3^5}$　　(3) $\dfrac{1}{5}$　　(4) $\dfrac{15}{7^3}$　　(5) $\dfrac{1}{\sqrt[4]{7^3}}$

(6) $\dfrac{-2}{\sqrt[4]{3^5}}$　　(7) $5^{\frac{3}{4}}$　　(8) $4 \cdot 7^{\frac{5}{3}}$　　(9) $\dfrac{5}{2^{\frac{2}{3}}}$　　(10) $5 \cdot 3^{-\frac{7}{2}}$

**例題 2-5** 次の値を求めなさい。

(1) $2^0$　　(2) $\left(\dfrac{1}{3}\right)^{-2}$　　(3) $\sqrt[3]{1728}$　　(4) $\left\{\left(\dfrac{25}{16}\right)^{\frac{1}{3}}\right\}^{\frac{3}{2}}$　　(5) $\left(\dfrac{3}{2}\right)^{-4}$

**解答**

(1) $2^0 = 1$　$\boxed{a^0 = 1\,(0\,乗は\,1\,です)}$

(2) $\left(\dfrac{1}{3}\right)^{-2} = \left(3^{-1}\right)^{-2} = 3^{(-1)\times(-2)} = 3^2 = 9$　$\boxed{\dfrac{1}{3}\,を\,3^{-1}\,と表すのがポイント}$

(3) $\sqrt[3]{1728} = (1728)^{\frac{1}{3}} = \left(2^6\times3^3\right)^{\frac{1}{3}} = 2^{6\times\frac{1}{3}}\times3^{3\times\frac{1}{3}} = 2^2\times3 = 4\times3 = 12$
$\boxed{素因数分解}$

(4) $\left\{\left(\dfrac{25}{16}\right)^{\frac{1}{3}}\right\}^{\frac{3}{2}} = \left(\dfrac{5^2}{4^2}\right)^{\frac{1}{3}\times\frac{3}{2}} = \left(\dfrac{5}{4}\right)^{2\times\frac{1}{3}\times\frac{3}{2}} = \left(\dfrac{5}{4}\right)^1 = \dfrac{5}{4}$
$\boxed{25、16\,は何の\,2\,乗かがわかればすぐ解けます。}$

(5) $\left(\dfrac{3}{2}\right)^{-4} = \left(\dfrac{2}{3}\right)^4 = \dfrac{16}{81}$

**問 2-5** 次の値を求めなさい。

(1) $8^{\frac{1}{3}}$　　(2) $\left(\dfrac{1}{2}\right)^{-5}$　　(3) $\sqrt[3]{0.008}$　　(4) $\left\{\left(\dfrac{27}{8}\right)^{\frac{1}{2}}\right\}^{\frac{2}{3}}$　　(5) $\left(\dfrac{1}{0.2}\right)^{-2}$

**例題 2-6** 次の値を $10^n$ の形に直しなさい。

(1) $\dfrac{1}{10000}$　　(2) $10^5\times10^6\div10^3$　　(3) $\left(10^{0.3}\right)^{\frac{2}{3}}$

**解答**

(1) $\dfrac{1}{10000} = \boxed{\dfrac{1}{10^4}} = 10^{-4}$
$\boxed{\dfrac{1}{a^n} = a^{-n}}$

(2) $10^5\times10^6\div10^3 = 10^{5+6-3} = 10^8$

(3) $\left(10^{0.3}\right)^{\frac{2}{3}} = 10^{0.3\times\frac{2}{3}} = 10^{0.2}$　（指数が小数や分数の形であっても扱い方は変わりません。）

**問 2-6** 次の値を $10^n$ の形に直しなさい。

(1) $10^{0.5}\times10^{0.7}$　　(2) $\left(10^{0.3}\right)^2\times10^{0.5}$　　(3) $10^{0.5}\times10^{0.3}\div10^{0.7}$

(4) $10^{\frac{1}{2}}\times10^{\frac{1}{3}}$　　(5) $\left(10^{0.48}\right)^{\frac{1}{3}}$

$a$ を正の数（実数）、$x$ を実数（変数）としたときに $y = a^x$ で表される関数を**指数関数**といいます。このとき、$a$ を指数関数の底といいます。

薬学では底が 10 以外に $e$ が使われる。$e$ は次のように定義されています。

$$e = \lim_{n \to \infty}\left(1 + \frac{1}{n}\right)^n = 2.71828\cdots \quad (n \text{ は自然数})$$

指数関数 $y = e^x$ の形としてよく使われています。指数部分が小さいため $e^x = \exp(x)$ と表記する場合もあります。

---

**例題 2-7** 次の式を $e^n$ の形に直しなさい。

(1) $\sqrt{e}$ (2) $\dfrac{1}{\sqrt[3]{e^2}}$ (3) $e^{0.3} \times e^{0.7}$ (4) $\{\exp(0.3)\}^{10}$

**解答**

(1) $\sqrt{e} = e^{\frac{1}{2}}$ $\boxed{\sqrt{a} = a^{\frac{1}{2}} \text{ と同じように扱います。}}$

(2) $\dfrac{1}{\sqrt[3]{e^2}} = \dfrac{1}{e^{\frac{2}{3}}} = e^{-\frac{2}{3}}$ $\boxed{\sqrt[m]{a^n} = a^{\frac{n}{m}}、\dfrac{1}{a^n} = a^{-n} \text{ と同じように扱います。}}$

(3) $e^{0.3} \times e^{0.7} = e^{0.3+0.7} = e^1 = e$ $\boxed{a^m \times a^n = a^{m+n} \text{ と同じように扱います。}}$

(4) $\{\exp(0.3)\}^{10} = \left(e^{0.3}\right)^{10} = e^{0.3 \times 10} = e^3$ $\boxed{(a^m)^n = a^{mn} \text{ と同じように扱います。}}$

**問 2-7** 次の式を $e^n$ の形に直しなさい。

(1) $\sqrt[3]{e}$ (2) $\left(e^{0.3}\right)^2 \times e^{0.5}$ (3) $\left(e^{0.3}\right)^2 \div e^{0.5}$

(4) $\sqrt[3]{e^{0.693}}$ (5) $\dfrac{1}{\sqrt{e^{0.12}}}$

累乗根（$n$ 乗根）$\sqrt[n]{x}$ は $n$ 乗すると $x$ になる数です。よって、$x$ を求める場合は、値を $n$ 乗すると求められます。

---

**例題 2-8** $x$ の値を求めなさい。

(1) $\sqrt{x} = 5$ (2) $\sqrt[3]{x} = 3$ (3) $\sqrt{x} = 0.1$

**解答**

(1) $\sqrt{x} = 5$ （2 乗根では 2 が省略されています（$\sqrt{10} = \sqrt[2]{10}$））

$\qquad x = 5^2 = 25$

(2) $\sqrt[3]{x} = 3$

$\qquad x = 3^3 = 27$

第 2 章　指数関数

(3) $\sqrt{x} = 0.1$

$$x = 0.1^2 = \left(\frac{1}{10}\right)^2 = \frac{1}{100} = 0.01$$

小数の累乗は位取りに注意して下さい。分数に直してから計算すると間違えにくくなります。

**問 2-8** $x$ の値を求めなさい。

(1) $\sqrt{x} = 0.2$  (2) $\sqrt[3]{x} = 0.3$  (3) $\sqrt{x} = 0.9$  (4) $\sqrt[3]{x} = 0.7$

投与した薬物が最高血中濃度（$C_{max}$）に達してから、血中濃度が半分になるまでの時間を血中濃度半減期（$t_{1/2}$）といいます。半減期は、薬の効果が持続する時間の目安になったり、投与間隔や投与量の設定に関与したりします。

> **例題 2-9** ある細粒の血中濃度半減期は 3 時間である。単回経口投与直後の最高血中濃度は 9 μg/mL であった。投与 6 時間後の血中濃度を求めなさい。ただし、薬物の体内血中濃度 $C$ は時間 $t$ に対して指数関数 $C = C_0 e^{-kt}$（一次反応式）にしたがって変化する。

**解答**

この薬物の血中濃度半減期は 3 時間で、その時の $C$ の値は $C_0$（元々の濃度 9 μg/mL）の半分になっていますので、

$$C = \frac{C_0}{2} = \frac{9}{2} = 4.5$$

となります。

$C = 4.5$、$C_0 = 9$、$t = 3$ を $C = C_0 e^{-kt}$ に代入すると、

$$4.5 = 9e^{-3k}$$

$$e^{-3k} = \frac{1}{2}$$

となります。

6 時間後の血中濃度 $C$ は、

$$C = 9e^{-6k} = 9\left(e^{-3k}\right)^2 = 9 \times \left(\frac{1}{2}\right)^2 = 9 \times \frac{1}{4} = 2.25 \, \text{μg/mL}$$

**問 2-9** ある薬物の血中濃度半減期は 1.5 時間である。単回経口投与直後の最高血中濃度は 5 μg/mL であった。投与 6 時間後の血中濃度を求めなさい。

薬物の最高血中濃度 $C_0$、半減期 $t_{1/2}$ の薬物を投与してから $t$ 時間後の薬物血中濃度 $C_t$ は、以下の式で求めることができます。

$$C_t = C_0 \times \left(\frac{1}{2}\right)^{\frac{t}{t_{1/2}}}$$

### 国試にチャレンジ 2-2

ある化合物の 25 ℃ における分解が、半減期 3 日の一次反応式にしたがうとする。この化合物 100 mg を 12 日間、25 ℃ で保存したときの残量を求めなさい。

(第 97 回薬剤師国家試験問 2 一部改変)

### 例題 2-10

ある放射性核種は崩壊して、放射性原子が一定の割合で減少していく。この放射核種の半減期は 14 日である。35 日後には元の何 % になるか求めなさい。ただし、$\sqrt{2} = 1.41$ とする。

**解答**

半減期とは、はじめの 2 分の 1 の量になるのに要する時間のことです。

与えられた条件から、14 日後には $\frac{1}{2}$、28 日後には $\frac{1}{4}$、42 日後には $\frac{1}{8}$ に放射性原子の数が減少するので、$x$ 日後には、

$$\left(\frac{1}{2}\right)^{\frac{x}{14}}$$

になります。
問題は、35 日後なので、$a^m \times a^n = a^{m+n}$

$$\left(\frac{1}{2}\right)^{\frac{35}{14}} = \left(\frac{1}{2}\right)^{\frac{5}{2}} = \left(\frac{1}{2}\right)^{2+\frac{1}{2}} = \left(\frac{1}{2}\right)^2 \times \left(\frac{1}{2}\right)^{\frac{1}{2}} = \frac{1}{4} \times \frac{1}{\sqrt{2}} = \frac{1}{4} \times \frac{\sqrt{2}}{\sqrt{2} \times \sqrt{2}} = \frac{\sqrt{2}}{8}$$

$= 0.17625 ≒ 0.176$

答え：17.6 %

**問 2-10-1** ある放射性核種は 8 日で放射性原子の数が最初の半分になる。28 日後には元の何 % になるか求めなさい。ただし、$\sqrt{2} = 1.41$ とする。

**問 2-10-2** 細菌は指数関数的に細胞数が増えていくことが知られている。その中で大腸菌は 20 分で細胞数が元の 2 倍となる。2 時間 10 分後には何倍になるか求めなさい。ただし、$\sqrt{2} = 1.41$ とする。

## 2.3 指数関数のグラフ

**指数関数**

$y = ca^{-x} = c\left(\dfrac{1}{a}\right)^x$ $(a > 1)$ のグラフ

$\dfrac{1}{a} < 1$ より、単調に減少し $y$ 切片は $c$ となります。

$x = s$ のとき、$y = ca^{-s} = cb$ とすると、
$x = ns$ のとき、$y = ca^{-ns} = c(a^{-s})^n = cb^n$

| $x$ | 0 | $s$ | $2s$ | $\cdots$ | $ns$ |
|---|---|---|---|---|---|
| $y$ | $c$ | $cb$ | $cb^2$ | $\cdots$ | $cb^n$ |

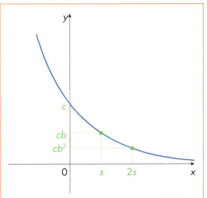

$x$ の値を等間隔にとれば、$y$ の値の比は一定になります。

初濃度 $C_0$ の化学物質の $t$ $(t \geq 0)$ 時間後の濃度 $C$ は、

$C = C_0 e^{-kt}$ で表されます。

($k > 0$ : 反応速度定数)

$C = \dfrac{C_0}{2}$ となる $t = t_{1/2}$ を半減期といい、

濃度 $C$ のグラフは右図のようになります。

$t = t_{1/2},\ 2t_{1/2}$ のとき、$C = \dfrac{C_0}{2},\ \dfrac{C_0}{4}$ となります。この 2 点はグラフ上にとります。

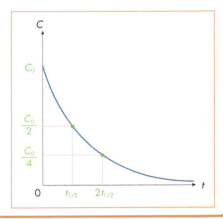

---

**例題 2-11** 半減期が 4 時間の薬物 A の濃度が $C = 100e^{-kt}$ $(t \geq 0)$ で表されるとき、次の各問に答えなさい。ただし、$k$ は反応速度定数で、$k > 0$ とします。

(1) $e^{-4k}$ の値を求めなさい。

(2) $C = 100\left(\dfrac{1}{2}\right)^{\frac{t}{4}}$ と表されることを示しなさい。

(3) $C = 100e^{-kt}$ $(t \geq 0)$ のグラフをかきなさい。

**解答**

(1) 半減期が 4 時間であることから、$t = 4$ のとき、$C = 50$ となります。

これを $C = 100e^{-kt}$ に代入すると、

$50 = 100e^{-4k}$ となります。

両辺を 100 で割って、
$$e^{-4k} = \frac{1}{2}$$
を得ます。

(2) (1)より、$C = 100e^{-kt} = 100(e^{-4k})^{\frac{t}{4}} = 100\left(\frac{1}{2}\right)^{\frac{t}{4}}$ となります。

――指数法則で $-kt$ となります

※ 一般に、半減期を $t_{1/2}$ とすると、
$C = C_0 \left(\frac{1}{2}\right)^{\frac{t}{t_{1/2}}}$ と表すことができます。

(3) $t = 0$、4、8 のときの $C$ の値を求めると、次のようになります。

| $t$ | 0 | 4 | 8 | …… |
|---|---|---|---|---|
| $C$ | $100 \cdot \left(\frac{1}{2}\right)^0 = 100$ | $100 \cdot \left(\frac{1}{2}\right)^1 = 50$ | $100 \cdot \left(\frac{1}{2}\right)^2 = 25$ | …… |

よって、グラフは右図のようになります。

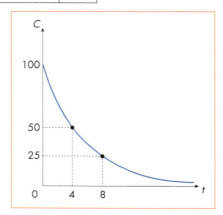

**問 2-11** 半減期が 8 時間の薬物 A の濃度が $C = 200e^{-kt}$ ($t \geq 0$) で表されるとき、グラフをかきなさい。ただし、$k$ は反応速度定数で、$k > 0$ とします。

---

**グラフの対称移動、平行移動**

(1) **対称移動**
　$x$ 軸についての対称移動　　　$y$ に $-y$ を代入 します。
　$y$ 軸についての対称移動　　　$x$ に $-x$ を代入 します。

(2) **平行移動**
　$x$ 軸方向に $a$ 平行移動　　　$x$ に $x-a$ を代入 します。
　$y$ 軸方向に $b$ 平行移動　　　$y$ に $y-b$ を代入 します。

> **例題 2-12** 初濃度 $C_0$ の薬物 A は分解されて薬物 B となる。このとき、薬物 A の $t$ 時間後の濃度 $C$ および薬物 B の濃度 $C$ は次の式で表される。
> 　　A：$C = C_0 e^{-kt}$
> 　　B：$C = C_0(1-e^{-kt})$ 　（$k$ は反応速度定数で、$k>0$ とする）
> それぞれのグラフを $t \geqq 0$ の範囲でかきなさい。ただし、薬物 A の半減期を $t_{1/2}$ とする。

**解答**

薬物 A の半減期が $t_{1/2}$ であるので、グラフは下図の緑線で表されたものとなります。

次に、このグラフを $t$ 軸について対称に移動すると（下図の①）、

そのグラフの式は $C \to -C$ を代入して、

　　$C = -C_0 e^{-kt}$ となります。

さらに、$C$ 軸方向に $C_0$ だけ平行移動すると（右図の②）、そのグラフの式は、$C \to C-C_0$ を代入して、

　　$C - C_0 = -C_0 e^{-kt}$

すなわち、$C = C_0 - C_0 e^{-kt} = C_0(1-e^{-kt})$ となります。

これは、薬物 B の濃度式にほかなりません。

このことから、薬物 B の濃度のグラフは薬物 A の濃度のグラフを①②の手順で移動した右図の黒太線になります。

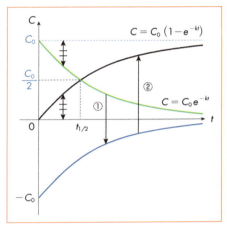

> ※ 図中にもある通り、このグラフは先に求めたグラフを直線 $y = \dfrac{C_0}{2}$ で折り返したものです。このグラフはよく出てくるので覚えておくとよいでしょう。
> ※ 薬物 A が分解されて薬物 B となることから、薬物 A と B の合わせた量は常に A の初濃度 $C_0$ となります。このことから、A の濃度が減少した分が B の濃度となります。そのことを使ってグラフを描くこともできます。

**問 2-12** 初濃度が 200 μg/mL、半減期が 8 時間の薬物 A は分解されて薬物 B となる。このとき、次の問に答えなさい。

(1) 薬物 A の $t$ 時間後の濃度 $C$ および薬物 B の濃度 $C$ を $t$ の式で表しなさい。

(2) (1)で求めた濃度式をグラフにかきなさい。

**無理関数のグラフ**

$y = \pm\sqrt{x} \leftrightarrow x = y^2$

$x = y^2$ は軸を $x$ 軸とする放物線

その上半分が、$y = \sqrt{x}$ のグラフ

下半分が、$y = -\sqrt{x}$ のグラフ

※ グラフをかくときは、いくつか点をとります。

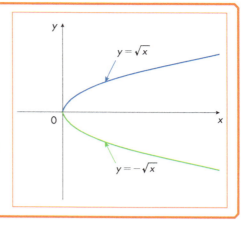

**例題 2-13** 次の無理関数 $y = \sqrt{x-2}$ のグラフをかきなさい。

**解答**

この関数のグラフは、$y = \sqrt{x}$ のグラフを $x$ 軸方向に 2 平行移動したものとなります。
よって、グラフは右の図の太線となります。

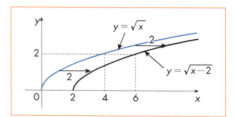

**問題 2-13** 次の無理関数のグラフをかきなさい。

(1) $y = \sqrt{x-3}$ 　　(2) $y = \sqrt{x+3}$

## 2.4　薬学で扱う計算問題

**例題 2-14** $10^{0.30} = 2$、$10^{0.48} = 3$ のとき、次の値を $a \times 10^n$ ($1 \leq a < 10$、$n$：整数) の形で表しなさい。

(1) $10^{-4.22}$ 　　(2) $10^{-5.04}$

**解答**

指数を 整数 + 正の小数 にします。　　$a^{p+q+r} = a^p \times a^q \times a^r$

(1) $10^{-4.22} = 10^{-5+0.78} = 10^{-5+0.30+0.48} = 10^{0.30} \times 10^{0.48} \times 10^{-5} = 2 \times 3 \times 10^{-5}$
$= 6 \times 10^{-5}$

(2) $10^{-5.04} = 10^{-6+0.96} = 10^{-6+0.48+0.48} = 3 \times 3 \times 10^{-6} = 9 \times 10^{-6}$

（別解）

(1) $10^{-4.22} = \dfrac{1}{10^{4.22}} = \dfrac{1 \times 10^{0.78}}{10^{4.22} \times 10^{0.78}} = \dfrac{10^{0.30} \times 10^{0.48}}{10^5} = 2 \times 3 \times 10^{-5} = 6 \times 10^{-5}$

※ 分母の指数を整数にするために分母分子に $10^{0.78}$ をかけます。

**問 2-14** $10^{0.30} = 2$、$10^{0.48} = 3$ のとき、次の値を求め、(5)～(7)については $a \times 10^n$ $(1 \leqq a < 10$，$n$：整数$)$ の形で表しなさい。

(1) $10^{0.78}$ (2) $10^{1.30}$ (3) $10^{1.40}$ (4) $10^{0.18}$

(5) $10^{-5.52}$ (6) $10^{-6.22}$ (7) $10^{-8.92}$

---

**例題 2-15** 水のイオン積は、$K_W = [\text{H}^+][\text{OH}^-] = 1.0 \times 10^{-14}$ $(\text{mol/L})^2$ で表される。$[\text{H}^+] = 10^{-5.78}$ のとき、水酸化物イオンの濃度 $[\text{OH}^-]$ を求めなさい。ただし、$10^{0.30} = 2$、$10^{0.48} = 3$ とする。

---

**解答**

水のイオン積 $K_W = [\text{H}^+][\text{OH}^-] = 1.0 \times 10^{-14}$ より、

$$[\text{OH}^-] = \frac{1.0 \times 10^{-14}}{[\text{H}^+]} = \frac{1.0 \times 10^{-14}}{10^{-5.78}} = 10^{-14} \times 10^{5.78} = 10^{-14+5} \times 10^{0.78}$$

よって、

$$[\text{OH}^-] = 10^{-9} \times 10^{0.30+0.48} = 10^{0.30} \times 10^{0.48} \times 10^{-9} = 2 \times 3 \times 10^{-9} = 6 \times 10^{-9}$$

すなわち、

$$[\text{OH}^-] = 6 \times 10^{-9} \text{ mol/L}$$

**問 2-15** 水素イオン濃度 $[\text{H}^+]$ が次のように与えられているとき、水のイオン積を使って水酸化物イオンの濃度 $[\text{OH}^-]$ を求めなさい。

(1) $[\text{H}^+] = 10^{-4.48}$ (2) $[\text{H}^+] = 10^{-9.22}$

---

**例題 2-16** 同一粒子径の球形粒子からなる粉体の溶解過程では、一定条件の下で Hixon-Crowell の立方根法則 $\sqrt[3]{W_0} - \sqrt[3]{W_t} = \alpha \cdot t$ が成立する。

ただし、$W_0$、$W_t$ は、初期および一定時間 $t$ 経過後の粒子の質量、$\alpha$ は比例定数である。このとき、次の問に答えなさい。

(1) $W_0 = 1$、$t = 2$ のとき、$W_t = 0.729$ であった。比例定数 $\alpha$ を求めなさい。

(2) (1)の条件が成立するとき、$t = 8$ における $W_t$ を求めなさい。

---

**解答**

(1) $\sqrt[3]{W_0} - \sqrt[3]{W_t} = \alpha \cdot t$ に与えられた条件を代入すると、

---

2.4 薬学で扱う計算問題 **19**

$$1 - \sqrt[3]{0.729} = 2\alpha$$

$$2\alpha = 1 - 0.9 = 0.1$$

したがって、$\alpha = 0.05$

(2) $\sqrt[3]{W_0} - \sqrt[3]{W_t} = \alpha \cdot t$ において、$W_0 = 1$、$t = 8$、$\alpha = 0.05$ を代入して、

$$1 - \sqrt[3]{W_t} = 0.05 \times 8 = 0.4$$

$$\sqrt[3]{W_t} = 1 - 0.4 = 0.6$$

したがって、$W_t = 0.6^3 = 0.216$ —— $\left( \sqrt[3]{W_t} \right)^3 = W_t$

**問 2-16-1** Hixon-Crowell の立方根法則 $\sqrt[3]{W_0} - \sqrt[3]{W_t} = \alpha \cdot t$ において、$W_0 = 1$、$\alpha = 0.05$、$t = 2$ のとき $W_t$ を求めなさい。

**問 2-16-2** 次の等式において [ ] 内に示された値を求めなさい。ただし、$10^{0.3} = 2$ とする。

(1) $0.02 = \dfrac{P}{1 + \dfrac{10^{-4}}{10^{-6}}}$  $[P]$     (2) $0.2 = k \times 10^{-5.6}$  $[k]$

20　　第 2 章　指数関数

# 第3章
# 対数関数

## 3.1 対数とその性質

> **対数の定義**
> $a>0$、$a\neq 1$、$M>0$ であるとき、$a^p=M$ となる $p$ を $a$ を底とする $M$ の対数といい、$p=\log_a M$ と書きます。また、$M$ を真数といいます。

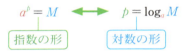

**例題 3-1** 次の式を指数の形は対数の形に、対数の形は指数の形にしなさい。
(1) $5^3=125$ (2) $5^{-1}=0.2$ (3) $10^{-3}=0.001$
(4) $\log_2 \dfrac{1}{8}=-3$ (5) $\log_{10}1000=3$ (6) $\log_{10}0.01=-2$

**解答**
(1) $\log_5 125=3$ (2) $\log_5 0.2=-1$ (3) $\log_{10}0.001=-3$

指数の底と対数の底は同じ
対数をとると、値は指数の値になります

(4) $2^{-3}=\dfrac{1}{8}$ (5) $10^3=1000$ (6) $10^{-2}=0.01$

**問 3-1** 次の式を指数の形は対数の形に、対数の形は指数の形にしなさい。
(1) $3^3=27$ (2) $10^{\frac{1}{2}}=\sqrt{10}$ (3) $5^{-2}=0.04$ (4) $10^{-2}=0.01$
(5) $\log_5 25=2$ (6) $\log_3 \dfrac{1}{81}=-4$ (7) $\log_{10}100000=5$ (8) $\log_{10}0.1=-1$

> **例題 3-2** 次の等式を満たす $x$ を求めなさい。
>
> (1) $\log_{10} x = 5$　　(2) $\log_{10} x = \dfrac{5}{2}$　　(3) $\log_x 8 = 3$
>
> (4) $\log_x 0.01 = -2$　　(5) $\log_{10}(1+x) = -1$

**解答**

(1) $x = 10^5 = 100000$

$$p = \log_a M \quad \longrightarrow \quad a^p = M$$

(2) $x = 10^{\frac{5}{2}} = 10^2 \times 10^{\frac{1}{2}} = 10^2 \times \sqrt{10} = 100\sqrt{10}$

$$a^{m+n} = a^m \times a^n$$

(3) $x^3 = 8 = 2^3$ より、$x = 2$

(4) $x^{-2} = 0.01 = \dfrac{1}{100} = \dfrac{1}{10^2} = 10^{-2}$ より、$x = 10$

(5) $1 + x = 10^{-1} = 0.1$

　　$x = 0.1 - 1 = -0.9$

**問 3-2** 次の等式を満たす $x$ を求めなさい。

(1) $\log_{10} x = 4$　　(2) $\log_{10} x = -2$　　(3) $\log_{10} x = -\dfrac{1}{2}$

(4) $\log_{10}(1+x) = 2$　　(5) $\log_x 16 = 4$　　(6) $\log_x 0.04 = -2$

## 3.2 対数の計算

**対数の性質**

(1) $\log_a MN = \log_a M + \log_a N$　　(2) $\log_a \dfrac{M}{N} = \log_a M - \log_a N$

(3) $\log_a M^r = r \log_a M$　　(4) $a^{\log_a M} = M$

指数の底と対数の底が同じになるときに成立します。

(5) $\log_a M = \log_{a^r} M^r$

**底の変換公式**

$$\log_a b = \frac{\log_c b}{\log_c a} \quad (c > 0,\ c \neq 1)$$

**覚えておきたい特別な対数の値**

(1) $\log_a a = 1$　　(2) $\log_a 1 = 0$

> **例題 3-3** 次の値を求めなさい。
>
> (1) $\log_4 16$  (2) $\log_5 625$  (3) $\log_3 \sqrt{27}$  (4) $\log_{10} 0.0001$

**解答**

(1) $\log_4 16 = \log_4 4^2 = 2\log_4 4 = 2$

> 対数の底と真数が同じ場合は 1 になります
> $$\log_a a = 1$$

(2) $\log_5 625 = \log_5 5^4 = 4\log_5 5 = 4$

(3) $\log_3 \sqrt{27} = \log_3 \left(3^3\right)^{\frac{1}{2}} = \log_3 3^{\frac{3}{2}} = \frac{3}{2}\log_3 3 = \frac{3}{2}$

> 平方根は $\frac{1}{2}$ 乗になります

> $\left(a^m\right)^n = a^{mn}$ より

(4) $\log_{10} 0.0001 = \log_{10} 10^{-4} = -4$

$\underset{1234}{\underbrace{\qquad}} \longrightarrow 1\times 10^{-4} \to 10^{-4}$

**問 3-3** 次の値を求めなさい。

(1) $\log_4 64$  (2) $\log_5 \dfrac{1}{125}$  (3) $\log_{0.1} 10$  (4) $\log_{\sqrt{3}} 27$

(5) $\log_{10} 10000$  (6) $\log_e \sqrt{e}$  (7) $\log_e \dfrac{1}{e^3}$

> **例題 3-4** $\log_{10} e = 0.4343$ のとき、$\log_e 10$ の値を求めなさい。

**解答**

底の変換公式 $\log_a b = \dfrac{\log_c b}{\log_c a}$ より、

$\log_e 10 = \dfrac{\log_{10} 10}{\log_{10} e} = \dfrac{1}{0.4343} \fallingdotseq 2.303$

> 底を 10 に変換する

> $\log_{10} e = 0.4343$

**問 3-4** $\log_{10} e = 0.4343$、$\log_{10} 2 = 0.3010$ のとき、$\log_e 2$ の値を求めなさい。

> **例題 3-5** 次の値を求めなさい。
>
> (1) $\log_6 18 + \log_6 2$  (2) $4\log_{12} 2 + 2\log_{12} 3$
>
> (3) $2\log_3 2 - \log_3 108$  (4) $\log_{\sqrt[3]{2}} 4$

**解答**

$$\log_a M^r = r\log_a M$$

(1) $\underline{\log_6 18 + \log_6 2 = \log_6 (18\times 2)} = \log_6 36 = \log_6 6^2 = 2\underline{\log_6 6} = 2$

$$\log_a MN = \log_a M + \log_a N$$

$$\log_a a = 1$$

$$r\log_a M = \log_a M^r$$

(2) $\underline{4\log_{12} 2} + \underline{2\log_{12} 3} = \underline{\log_{12} 2^4} + \underline{\log_{12} 3^2} = \log_{12} 16 + \log_{12} 9 = \log_{12} (16\times 9)$

$$r\log_a M = \log_a M^r$$

$$= \log_{12} 144 = \log_{12} 12^2 = 2\log_{12} 12 = 2$$

$$\log_a M - \log_a N = \log_a \frac{M}{N}$$

(3) $2\log_3 2 - \log_3 108 = \log_3 2^2 - \log_3 108 = \underline{\log_3 4 - \log_3 108 = \log_3 \frac{4}{108}}$

$$= \log_3 \frac{1}{27} = \log_3 \frac{1}{3^3} = \log_3 3^{-3} = -3\log_3 3 = -3$$

(5) $\log_{\sqrt[3]{2}} 4 = \log_{(\sqrt[3]{2})} 4^3 = \log_2 2^6 = 6\log_2 2 = 6$

$$\log_a M = \log_{a'} M^r$$

**（別解）**

底の変換法則 $\log_a b = \dfrac{\log_c b}{\log_c a}$ を用いて、底を $2$ にすると、

$$\underline{\log_{\sqrt[3]{2}} 4 = \frac{\log_2 4}{\log_2 \sqrt[3]{2}}} = \frac{\log_2 2^2}{\log_2 2^{\frac{1}{3}}} = \frac{2\log_2 2}{\frac{1}{3}\log_2 2} = \frac{2}{\frac{1}{3}} = 2\times 3 = 6$$

底を $2$ に変換する

$\log_a MN = \log_a M + \log_a N$、$\log_a \dfrac{M}{N} = \log_a M - \log_a N$、$\log_a M^r = r\log_a M$

は薬学でよく使われる対数の公式なのでしっかり覚えておくようにしてください。

**問 3-5** 次の値を求めなさい。

(1) $2\log_6 3 + \log_6 \dfrac{1}{2} + 3\log_6 2$　　(2) $\log_7 98 - \log_7 2$　　(3) $\log_6 \dfrac{1}{18} + \log_6 \dfrac{1}{2}$

(4) $\log_6 \dfrac{1}{12} - \log_6 \dfrac{1}{2}$

対数の底が $10$ であるとき、**常用対数**といいます。常用対数は、$\log_{10} x$ を $\log x$ と底の $10$ を省略して表します。

常用対数では、$1 \leqq a < 10$ なる $a$ について、$\log a$ の値を巻末の常用対数表で求めることができます。

24　　　　第 3 章　対数関数

## 常用対数の性質

(1) $\log MN = \log M + \log N$　　　(2) $\log \dfrac{M}{N} = \log M - \log N$

(3) $\log M^r = r\log M$　　　(4) $\log 10 = 1$

(5) $\log 1 = 0$　　　(6) $10^{\log x} = x$

---

**例題 3-6**　次の値を求めなさい。

(1) $\log 6 + \log 25 - \log 15$　　　(2) $3\log 2 + 2\log 25 - \log 5$

(3) $\log \dfrac{1}{8} + 2\log \dfrac{1}{5} - \log \dfrac{1}{2}$

---

**解答**

$\boxed{\log M - \log N = \log \dfrac{M}{N}}$

(1) $\boxed{\log 6 + \log 25} - \log 15 = \boxed{\log(6\times 25)} - \log 15 = \log 150 - \log 15 = \boxed{\log\left(\dfrac{150}{15}\right)}$

　　　$\boxed{\log M + \log N = \log MN}$

　　　$= \log 10 = 1$　　　$\boxed{\log 10 = 1}$

　　　　　$\boxed{r\log M = \log M^r}$

(2) $\boxed{3\log 2} + \boxed{2\log 25} - \log 5 = \boxed{\log 2^3} + \boxed{\log 25^2} - \log 5$

　　　$\boxed{r\log M = \log M^r}$

　　$\log 2^3 + \log 25^2 - \log 5 = \log\left(8\times 625\times \dfrac{1}{5}\right) = \log 1000 = \log 10^3 = 3\log 10 = 3$

(3) $\log \dfrac{1}{8} + \log\left(\dfrac{1}{5}\right)^2 - \log 2^{-1} = \log \dfrac{1}{8} + \log \dfrac{1}{25} + \log 2 = \log\left(\dfrac{1}{8}\times\dfrac{1}{25}\times 2\right)$

　　　$\boxed{-(-\log 2)}$

　　　$= \log \dfrac{1}{100} = \log 10^{-2} = -2$

---

**問 3-6**　次の値を求めなさい。

(1) $\log 36 + \log 25 - \log 9$　　　(2) $5\log 2 + 3\log 25 - \log 5$

(3) $\log \dfrac{1}{10} + \log \dfrac{1}{100} + \log \dfrac{1}{1000}$　　　(4) $\log 0.1 + \log 0.01 + \log 0.0001$

(5) $\log 0.25 + 2\log \dfrac{1}{5} - \log 0.1$

---

対数の底が $e$ であるとき、**自然対数**といいます。自然対数は、$\log_e x$ を $\ln x$ と表します。

3.2　対数の計算　　25

ln は、ロン、エル・エヌなどと読みます。

---

**常用対数と自然対数の関係**

自然対数は、底の変換公式から常用対数を用いて次のように表すここができます。

$$\ln x = \log_e x = \frac{\log x}{\log e} = \frac{\log x}{0.4343} = \frac{1}{0.4343}\log x = 2.303\log x$$

常用対数に 2.303 をかけると自然対数に、また自然対数を 2.303 で割ると常用対数になるということです。

---

自然対数も他の対数と同様に扱うことができますので、次の性質が成り立ちます。

---

**自然対数の性質**

(1) $\ln MN = \ln M + \ln N$ 　　　　(2) $\ln \dfrac{M}{N} = \ln M - \ln N$

(3) $\ln M^r = r\ln M$ 　　　　(4) $\ln e = 1$

(5) $\ln 1 = 0$ 　　　(6) $e^{\ln x} = x$ 　　　(7) $\ln x = 2.303\log x$

---

**例題 3-7** 　次の値を求めなさい。

(1) $\ln e^2$ 　　　　(2) $\ln 3e - \ln 3$ 　　　　(3) $\ln 5e^2 - \ln 10 + \ln 2e$

**解答**

(1) $\boxed{\ln e^2} = \boxed{2\ln e} = 2$

　　$\boxed{\ln M^r = r\ln M}$ 　　$\boxed{\ln e = 1}$

(2) $\boxed{\ln 3e - \ln 3} = \boxed{\ln \dfrac{3e}{3}} = \ln e = 1$

　　$\boxed{\ln M - \ln N = \ln \dfrac{M}{N}}$

(3) $\ln 5e^2 - \ln 10 + \ln 2e = \boxed{\ln \dfrac{5e^2}{10} + \ln 2e} = \boxed{\ln \dfrac{5e^2 \times 2e}{10}} = \ln e^3 = 3\ln e = 3$

　　$\boxed{\ln M + \ln N = \ln MN}$

**問 3-7** 次の値を求めなさい。

(1) $\ln e^5$ 　　　(2) $\ln \dfrac{1}{e^4}$ 　　　(3) $\ln \dfrac{e}{2} + \ln 2e$ 　　　(4) $\ln \dfrac{3}{e} - \ln 3e$

> **例題 3-8** 次の値を求めなさい。
>
> (1) $5^{\log_5 10}$ (2) $8^{\log_2 3}$ (3) $(\sqrt{2})^{\log_2 5}$ (4) $10^{-\log 2}$
>
> (5) $e^{\ln 5}$ (6) $e^{\ln 2 - \ln 5}$

**解答**

$$a^{\log_a M} = M$$

(1) $5^{\log_5 10} = 10$

指数の底　対数の底

指数の底と対数の底が同じ場合成立します。

(2) $8^{\log_2 3} = (2^3)^{\log_2 3} = 2^{3\log_2 3} = 2^{\log_2 3^3} = 2^{\log_2 27} = 27$

(3) $(\sqrt{2})^{\log_2 5} = (2^{\frac{1}{2}})^{\log_2 5} = 2^{\frac{1}{2}\log_2 5} = 2^{\log_2 5^{\frac{1}{2}}} = 2^{\log_2 \sqrt{5}} = \sqrt{5}$　$a^{\frac{1}{2}} = \sqrt{a}$

(4) $10^{-\log 2} = 10^{\log 2^{-1}} = 2^{-1} \left(= \dfrac{1}{2}\right)$

$$e^{\ln M} = M$$
$$(e^{\log_e M} = M)$$

指数の底が $e$ のとき、指数に自然対数が付くときは注意する。

(5) $e^{\ln 5} = 5$

$$\ln M - \ln N = \ln \frac{M}{N}$$

(6) $e^{\ln 2 - \ln 5} = e^{\ln \frac{2}{5}} = \dfrac{2}{5}$　最初に指数にある対数を計算する。

**（別解）**

$$e^{\ln 2 - \ln 5} = e^{\ln 2} \div e^{\ln 5} = 2 \div 5 = \frac{2}{5}$$

**問 3-8-1** 次の値を求めなさい。

(1) $10^{8\log 2}$ (2) $10^{\frac{1}{2}\log 81}$ (3) $10^{-2\log 4}$

(4) $10^{-\frac{1}{3}\log 125}$ (5) $10^{\log 256 - \log 8}$

**問 3-8-2** 値を求めなさい。

(1) $e^{\frac{1}{2}\ln 5}$ (2) $e^{-2\ln 7}$ (3) $e^{\ln 5 - \ln 3}$ (4) $e^{2\ln 5 - 3\ln 2}$

(5) $e^{4\ln\sqrt{2}}$ (6) $e^{2\ln\sqrt{3}} \times e^{-2\ln 3}$ (7) $\dfrac{e^{\ln 2}}{e^{-\ln 5}}$ (8) $e^{-\ln 2} - e^{-\ln 3}$

> **例題 3-9** 次の等式を満たす $x$ の値を求めなさい。ただし、$\log 2 = 0.30$ とする。
>
> (1) $5^{2\log_5 3} = 3x + 3$ (2) $e^{3\ln 2} = 2x + 4$ (3) $10^{x-1} = 0.04$

3.2 対数の計算　　27

**解答**

(1) $5^{2\log_5 3} = 3x + 3$

    $5^{\log_5 3^2} = 3x + 3$

    $5^{\log_5 9} = 3x + 3$    $\boxed{a^{\log_a M} = M}$

      $9 = 3x + 3$

    $3x = 9 - 3 = 6$

      $x = 2$

(2) $e^{3\ln 2} = 2x + 4$

    $e^{\ln 2^3} = 2x + 4$

    $e^{\ln 8} = 2x + 4$

      $8 = 2x + 4$

    $2x = 8 - 4 = 4$

      $x = 2$

(3) $10^{x-1} = 0.04$

両辺の常用対数をとると、

$\log 10^{x-1} = \log 0.04$

$(x-1)\log 10 = \log 0.04$

$x - 1 = \log 0.04$

$\boxed{\begin{array}{l}\log 2 = 0.30 \\ \log 4 = \log 2^2 = 2\log 2 = 0.60\end{array}}$

$x = 1 + \log 0.04 = 1 + \log \dfrac{4}{100} = 1 + \left(\log 4 - \log 10^2\right)$

$\quad = 1 + (0.6 - 2) = 1 - 1.4 = -0.4$

**問 3-9-1** $x$ の値を求めなさい。

(1) $3^{3\log_3 2} = 3x + 5$      (2) $e^{2\ln 5} = 3x + 10$

**問 3-9-2** 次の式が与えられているとき、$x$ を常用対数を使って表しなさい。

(1) $10^x = 7$      (2) $10^x = \dfrac{1}{2}$      (3) $10^x = \dfrac{2}{5}$      (4) $\dfrac{1}{10^x} = 0.125$

---

**例題 3-10** $\log 2 = a$、$\log 3 = b$ とするとき、次の値を $a$、$b$ で表しなさい。ただし、$\ln x = 2.303 \log x$ とする。

(1) $\log 18$      (2) $\log \dfrac{8}{3}$      (3) $\log 3\sqrt{2}$

(4) $\log 0.05$      (5) $\ln 1.8$      (6) $\dfrac{\ln 9}{\ln 8}$

---

**解答**

(1) $\log 18 = \log\left(2 \times 3^2\right) = \log 2 + 2\log 3 = a + 2b$    $\boxed{18 \text{の素因数分解を考えます。}}$

(2) $\log \dfrac{8}{3} = \boxed{\log \dfrac{2^3}{3}} = \boxed{\log 2^3 - \log 3} = 3\log 2 - \log 3 = 3a - b$

    $\boxed{\log \dfrac{M}{N} = \log M - \log N}$

(3) $\log 3\sqrt{2} = \log\left(3 \times 2^{\frac{1}{2}}\right) = \log 3 + \dfrac{1}{2}\log 2 = \dfrac{1}{2}a + b$

28      第 3 章　対数関数

(4) $\log 0.05 = \log \dfrac{1}{20} = \log 1 - \log(2 \times 10)$

$\boxed{\log 1 = 0}$

$= 0 - (\log 2 + \log 10) = -(\log 2 + 1) = -a - 1$

$\boxed{\log 10 = 1}$

> 小数は、分数形にしてから計算すると対数の計算がやりやすくなります

(5) $\ln x = 2.303 \log x$ （自然対数 $\ln x$ を計算する場合は、常用対数 $\log x$ を $2.303$ 倍して計算します）

$\ln 1.8 = 2.303 \log 1.8 = 2.303 \log \dfrac{18}{10} = 2.303(\log 18 - \log 10)$

$= 2.303 \{\log(2 \times 3^2) - \log 10\} = 2.303(\log 2 + 2\log 3 - 1)$

$= 2.303(a + 2b - 1)$

(6) $\dfrac{\ln 9}{\ln 8} = \dfrac{2.303 \log 9}{2.303 \log 8} = \dfrac{\log 3^2}{\log 2^3} = \dfrac{2\log 3}{3\log 2} = \dfrac{2b}{3a}$

**問 3-10** $\log 2 = a$、$\log 3 = b$ とするとき、次の値を $a$、$b$ で表しなさい。ただし、$\ln x = 2.303 \log x$ とする。

(1) $\log 2.7$     (2) $\log 0.08$     (3) $\log 14.4$     (4) $\ln 0.18$

(5) $\ln \dfrac{0.18}{256}$     (6) $\dfrac{\ln 0.8}{\ln 0.5}$

---

**例題 3-11** $\log 2 = 0.30$、$\log 3 = 0.48$ とするとき、次の値を求めなさい。

(1) $\log \dfrac{1}{2.7 \times 10^{-6}}$     (2) $\log \sqrt{1.8 \times 10^{-5} \times 0.5}$     (3) $\log \sqrt{\dfrac{1.8 \times 10^2}{0.08}}$

(4) $4.5 - \log \dfrac{0.16}{0.04}$

---

**解答**

$\boxed{\log \dfrac{1}{a} = \log a^{-1} = -\log a}$

> 小数は整数に直してから計算します

(1) $\log \dfrac{1}{2.7 \times 10^{-6}} = -\log(2.7 \times 10^{-6}) = -\log(27 \times 10^{-7})$

$= -(\log 3^3 + \log 10^{-7}) = -(3 \times 0.48 - 7) = 5.56$

(2) $\log \sqrt{1.8 \times 10^{-5} \times 0.5} = \dfrac{1}{2}\log(1.8 \times 10^{-5} \times 0.5) = \dfrac{1}{2}\log(18 \times 10^{-6} \times 5 \times 10^{-1})$

$= \dfrac{1}{2}\log(9 \times 10^{-6}) = \dfrac{1}{2}\log(3^2 \times 10^{-6}) = \dfrac{1}{2}(2\log 3 - 6)$

$= \dfrac{1}{2}(2 \times 0.48 - 6) = -2.52$

3.2 対数の計算

(3) $\log\sqrt{\dfrac{1.8\times10^2}{0.08}}=\dfrac{1}{2}\log\dfrac{18\times10}{8\times10^{-2}}=\dfrac{1}{2}\log\dfrac{9\times10^3}{4}=\dfrac{1}{2}\left(\log3^2+\log10^3-\log2^2\right)$

$\qquad\qquad =\dfrac{1}{2}\left(2\log3+3-2\log2\right)=\dfrac{1}{2}(2\times0.48+3-2\times0.30)=1.68$

(4) $4.5-\log\dfrac{0.16}{0.04}=4.5-\log\dfrac{16}{4}=4.5-\log4=4.5-\log2^2=4.5-2\log2$

$\qquad\qquad =4.5-2\times0.30=3.9$

> 対数から計算を行います。国家試験などで、このような問題が出題されています。

**問 3-11** $\log2=0.30$、$\log3=0.48$ とするとき、次の値を求めなさい。

(1) $\log\dfrac{1}{1.2\times10^{-7}}$     (2) $\log\sqrt{1.2\times10^{-5}\times0.5}$     (3) $\log\dfrac{0.5\times10^{-1}}{0.0025\times10^3}$

(4) $\dfrac{1}{2}\times6.46-\log\sqrt{1.5\times10^{-5}}$     (5) $\log\left(9\times10^{-5}\right)^{-1}$

(6) $-\log\dfrac{1.0\times10^{-14}}{\sqrt{5}\times10^{-4}}$     (7) $-\log\left(2.5\times10^{-10}\right)$     (8) $\log\dfrac{10^5\times0.1\times\dfrac{2}{3}}{8.0\times0.2\times\dfrac{1}{3}}$

(9) $-\log\left(1.2\times10^{-3}\right)$     (10) $\log\sqrt{4.5\times10^{-10}\times0.05}$

---

**例題 3-12** $\log2=0.30$、$\log3=0.48$ とするとき、次の問に答えなさい。

(1) $10^{0.60}$、$10^{0.70}$、$10^{0.78}$ の値を求めなさい。

(2) $32$、$50$、$96$ の値を $10^a$ で表しなさい。

---

**解答**

$\boxed{a^{\log M}=M}$

(1) $10^{0.30}=10^{\log2}=2$、$10^{0.48}=10^{\log3}=3$ から、

> 対数と指数の関係をきちんと抑えておいて下さい。

$\qquad 10^{0.60}=10^{0.30\times2}=\left(10^{0.30}\right)^2=2^2=4$

$\qquad 10^{0.70}=10^{1-0.30}=\dfrac{10}{10^{0.30}}=\dfrac{10}{2}=5$

$\qquad 10^{0.78}=10^{0.30+0.48}=2\times3=6$

(2) $32=2^5=\left(10^{0.30}\right)^5=10^{1.50}$

$\qquad 50=\dfrac{100}{2}=\dfrac{10^2}{10^{0.30}}=10^{2-0.30}=10^{1.70}$

$\qquad 96=32\times3=2^5\times3=\left(10^{0.30}\right)^5\times10^{0.48}=10^{(1.5+0.48)}=10^{1.98}$

**問 3-12** $\log2=0.30$、$\log3=0.48$ とするとき、次の問に答えなさい。

(1) $10^{1.08}$、$10^{-0.30}$、$10^{3.30}$ の値を求めなさい。

(2) $1.5$、$\sqrt{45}$、$4500$ の値を $10^a$ で表しなさい。

# 第4章

# 対数の応用

## 4.1 対数関数のグラフ

指数関数 $y=10^x$ を縦軸、横軸とも実数目盛りでグラフをかくと、$x$ が 1 増えるごとに $y$ の値は 10 倍ずつ増えることになります。これをグラフにかくとなると、$y$ 軸の目盛は非常に大きな値まで対応しなければならなくなります。

| $x$ | 0 | 1 | 2 | 3 | … |
|---|---|---|---|---|---|
| $y=10^x$ | 1 | 10 | 100 | 1000 | … |

しかし、グラフの一方の軸が対数目盛（縦軸を対数目盛として扱うことが多い）にすると、非常に広範囲な値を取り扱うことができます。

また、自然現象の中には、指数関数によって表される関係が多くみかけられます。この場合、$y$ 軸を対数でとると、$\log y$ と $x$ の間に直線関係が成り立ち、取り扱いが楽になります。

このように、横軸が等間隔（通常は 1 mm 間隔）で縦軸が対数目盛になっているグラフを**片対数グラフ**といいます。

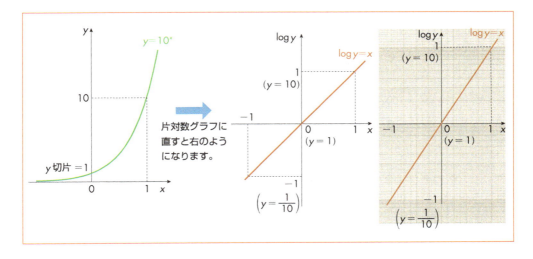

例題 4-1　次の関数のグラフをかきなさい。
(1) $y = 3 \times 2^x$　　(2) $y = 3 \times 2^x$ の $y$ 軸が片対数グラフ
(3) $y = 100 \times 2^{-x}$　　(4) $y = 100 \times 2^{-x}$ の $y$ 軸が片対数グラフ

**解答**

(1) $y = 3 \times 2^x$ のグラフ

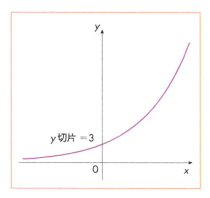

(2) $y = 3 \times 2^x$ の片対数グラフ

$\log y = \log 3 + \log 2^x = x \log 2 + \log 3$

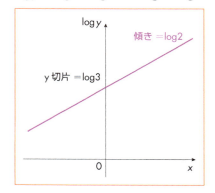

(3) $y = 100 \times 2^{-x}$ のグラフ

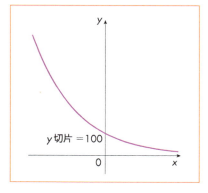

(4) $y = 100 \times 2^{-x}$ の片対数グラフ

$\log y = \log 100 + \log 2^{-x}$
$\quad = -x \log 2 + \log 100 = -x \log 2 + 2$

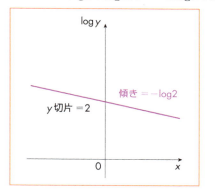

**問 4-1-1**　次のグラフをかきなさい。
(1) $y = -2x + 4 \ (0 \leq x \leq 2)$　　(2) $\log C = -2t + 4 \ (0 \leq t \leq 2)$

**問 4-1-2**　次の問に答えなさい。
(1) 問 4-1-1 (1) の式で、$x = 0.5$ のとき $y$ の値を求めなさい。
(2) 問 4-1-1 (2) の式で、$t = 0.5$ のとき $C$ の値を求めなさい。

**例題 4-2** 一般的な医薬品は次のアレニウス式にしたがい反応します。

$$\ln k = -\frac{E_a}{RT} + \ln A$$

ただし、$k$：反応速度定数、$T$：絶対温度、$E_a$：活性化エネルギー、$R$：気体定数、$A$：頻度因子とする。

縦軸に $\ln k$ の目盛、横軸に $1/T$ の目盛をとるとき、グラフの概形をかきなさい。

**解答**

$$\boxed{\ln k} = -\frac{E_a}{RT} + \ln A = \underbrace{-\frac{E_a}{R}}_{\text{傾き}} \times \underbrace{\frac{1}{T}}_{\text{横軸}} + \underbrace{\ln A}_{y\text{切片}}$$

よって、
グラフは右図のようになります。

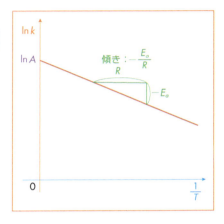

**問 4-2** 薬物 A の水溶液中の分解過程について、時間 $t$ [h] に対して濃度 $C$ [mg/mL] の常用対数をプロットしたグラフが示されている。次の問に答えなさい。ただし、$\log 2 = 0.30$、$\log 3 = 0.48$ とする。

(1) $y$ 切片が 1.60 である。その時の濃度（初濃度）を求めなさい。
(2) 直線の傾きを求めなさい。
(3) 直線の式を求めなさい。
(4) $t = 12$ のとき、$\log C$ の値を求めなさい。また、そのとき $C$ の値はいくらになるか。
(5) 濃度が初濃度の $\frac{1}{2}$ になる時間（半減期）を求めなさい。
(6) $\frac{-k}{2.303}$ が傾きのとき、$k$ の値を求めなさい。

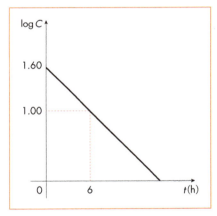

**例題 4-3** 次のグラフが与えられているとき、$y$ 切片、傾き、グラフの式を求めなさい。

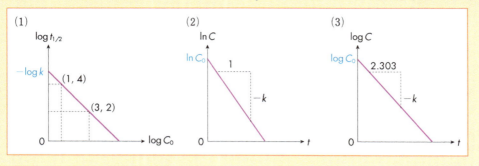

**解答**

(1) 傾き $=-1$、$y$ 切片 $-\log k$ から、$\log t_{1/2} = -\log C_0 - \log k$

(2) 傾き $\dfrac{-k}{1} = -k$、$y$ 切片 $\ln C_0$ から、$\ln C = -kt + \ln C_0$

(3) 傾き $-\dfrac{k}{2.303}$、$y$ 切片 $\log C_0$ から、$\log C = -\dfrac{k}{2.303}t + \log C_0$

**問 4-3** アレニウスの式 $k = A \cdot e^{-\frac{E_a}{RT}}$ ($E_a$：活性化エネルギー、$R$：気体定数、$T$：絶対温度) において、次の問に答えなさい。ただし、$R = 8.31\,\mathrm{J \cdot K^{-1} \cdot mol^{-1}}$ とする。

(1) 両辺の自然対数をとるとき、$\ln k$ と $\dfrac{1}{T}$ の関係をグラフで表しなさい。

(2) 直線の傾きが $-8400$ のとき、$E_a$ を求めなさい。

## 4.2 対数の薬学への応用（pH、p$K_a$、p$K_b$）

### 水素イオン濃度と水素イオン指数

$\mathrm{pH} = -\log[\mathrm{H^+}] \Leftrightarrow [\mathrm{H^+}] = 10^{-\mathrm{pH}}$

弱酸（弱塩基）溶液の水素イオン濃度 $[\mathrm{H^+}]$ は、$a \times 10^{-n}$ の形で表される。($1 \leq a < 10$、$n$ は自然数)

$$[\mathrm{H^+}] = \sqrt{K_a \cdot C} = \sqrt{\dfrac{K_w}{K_b} \cdot C} \qquad [\mathrm{OH^-}] = \sqrt{K_b \cdot C}$$

ただし、$K_a$ は酸電離定数、$K_b$ は塩基電離定数、$K_w$ は水のイオン積、$C$ はモル濃度です。

### 水のイオン積

$$K_W = [\mathrm{H^+}][\mathrm{OH^-}] = 1 \times 10^{-14}$$

### 酸解離定数、酸解離指数と pH

酸解離定数 $K_a = \dfrac{[H^+][A^-]}{[HA]}$ に対して、

酸解離指数 $pK_a = \log\dfrac{1}{K_a} = -\log K_a$ ⇔ $K_a = 10^{-pK_a}$

弱酸性薬物の $pH = pK_a + \log\dfrac{[A^-]}{[HA]}$ （ヘンダーソン・ハッセルバルヒの式）

$$pH = \frac{1}{2}(pK_a - \log C) \quad (C：モル濃度)$$

### 塩基解離定数、塩基解離指数と pH

塩基解離定数 $K_b = \dfrac{[BH^+][OH^-]}{[B]}$ に対して、

塩基解離指数 $pK_b = \log\dfrac{1}{K_b} = -\log K_b$ ⇔ $K_b = 10^{-pK_b}$

弱塩基性薬物の $pH = pK_a + \log\dfrac{[B]}{[BH^+]}$ （ヘンダーソン・ハッセルバルヒの式）

$$pH = 14 + \frac{1}{2}(\log C - pK_b) \quad (C：モル濃度)$$

**酸解離定数**は、酸の解離しやすさ、すなわち、$H^+$ 放出のしやすさを表す定数です。この $K_a$ が大きいほど（$pK_a$ が小さいほど）、$H^+$ を放出しやすい物質であり、強い酸ということになります。

---

**例題4-4** 水素イオン濃度 $[H^+]$ が次のように与えられているとき、pH の値を求めなさい。ただし、$\log 2 = 0.30$、$\log 3 = 0.48$ とする。

(1) $[H^+] = 4 \times 10^{-3}$ [mol/L]　　　(2) $[H^+] = 1.2 \times 10^{-9}$ [mol/L]

---

**解答**

$$\boxed{\log MN = \log M + \log N}$$

(1)　$pH = -\log[H^+] = -\log(4 \times 10^{-3}) = -(\log 4 + \log 10^{-3})$

$= -(\log 2^2 - 3) = -(2\log 2 - 3) = -(0.60 - 3) = 2.40$

$$\boxed{\log M^r = r\log M}$$

$$\boxed{小数は整数に直してから計算します}$$

(2)　$pH = -\log[H^+] = -\log(1.2 \times 10^{-9}) = -\log(12 \times 10^{-10}) = -(\log 12 + \log 10^{-10})$

$= -(2\log 2 + \log 3 - 10) = -(0.60 + 0.48 - 10)$

$= 8.92$

4.2　対数の薬学への応用（pH、$pK_a$、$pK_b$）

**問 4-4** 水素イオン濃度 $[\text{H}^+]$ が次のように与えられているとき、pH の値を求めなさい。ただし、$\log 2 = 0.30$、$\log 3 = 0.48$ とする。

(1) $[\text{H}^+] = 1.8 \times 10^{-3}$ [mol/L]　　(2) $[\text{H}^+] = 5 \times 10^{-3}$ [mol/L]

(3) $[\text{H}^+] = 2.4 \times 10^{-6}$ [mol/L]　　(4) $[\text{H}^+] = 5.4 \times 10^{-8}$ [mol/L]

---

**例題 4-5** pH が次のように与えられているとき、水素イオン濃度 $[\text{H}^+]$ を $a \times 10^{-n}$ ($1 \leq a < 10$、$n$ は自然数) で表しなさい。ただし、$10^{0.30} = 2$、$10^{0.48} = 3$ とする。

(1) pH = 3.0　　(2) pH = 5.70　　(3) pH = 7.22

**解答**

水素イオン濃度 $[\text{H}^+]$ と pH との関係式 $[\text{H}^+] = 10^{-\text{pH}}$ から、

(1) $[\text{H}^+] = 1 \times 10^{-3}$ mol/L

(2) $[\text{H}^+] = 10^{-5.70} = 10^{0.30-6.00} = 10^{0.30} \times 10^{-6} = 2 \times 10^{-6}$ mol/L　　（$10^{0.30} = 2$）

(3) $[\text{H}^+] = 10^{-7.22} = 10^{0.30+0.48-8.00} = 10^{0.30} \times 10^{0.48} \times 10^{-8} = 2 \times 3 \times 10^{-8}$
　　　　$= 6 \times 10^{-8}$ mol/L　　（$10^{0.48} = 3$）

---

**問 4-5-1** pH が次のように与えられているとき、水素イオン濃度 $[\text{H}^+]$ を $a \times 10^{-n}$ ($1 \leq a < 10$、$n$ は自然数) で表しなさい。ただし、$10^{0.30} = 2$、$10^{0.48} = 3$ とする。

(1) pH = 4.52　　(2) pH = 9.22　　(3) pH = 4.04

**問 4-5-2** pH = 1.7 の水溶液の水素イオンの濃度 $[\text{H}^+]$ は、pH = 2.0 の水溶液の水素イオンの濃度 $[\text{H}^+]$ の何倍となるか。ただし、$10^{0.30} = 2$ とする。

---

**例題 4-6** 次の等式から $K_a$ の値を求めなさい。ただし、$\text{p}K_a = -\log K_a$ とする。

(1) $-\log K_a = 5$　　(2) $-\log K_a = 9 - 1.26$

(3) $0.020 = 0.010(1 + 10^{5-\text{p}K_a})$

**解答**

(1) $-\log K_a = 5$
　　$\log K_a = -5$
　　$K_a = 10^{-5}$　　（$p = \log M \Leftrightarrow 10^p = M$）

(2) $-\log K_a = 9 - 1.26$
　　$\log K_a = -9 + 1.26$

$$K_a = 10^{1.26-9} = 10^{(0.30+0.48\times2\,-9)} = 10^{0.30} \times (10^{0.48})^2 \times 10^{-9}$$

$$= 2 \times 9 \times 10^{-9} = 18 \times 10^{-9} = 1.8 \times 10^{-8}$$

(3)　$0.020 = 0.010(1 + 10^{5-\mathrm{p}K_a})$

両辺を 100 倍すると、

$$2 = 1 + 10^{5-\mathrm{p}K_a}$$

$$10^{5-\mathrm{p}K_a} = 1 = 10^0$$

$$5 - \mathrm{p}K_a = 0$$

$$\mathrm{p}K_a = 5$$

$\mathrm{p}K_a = -\log K_a$ より、

$$-\log K_a = 5$$

$$K_a = 10^{-5}$$

**問 4-6**　次に等式が成り立っているとき、$\mathrm{p}K_a$ の値を求めなさい。ただし、$\log 2 = 0.30$、$\log 3 = 0.48$ とする。

(1)　$2s_0 = s_0(1 + 10^{\mathrm{p}K_a-9})$　　　(2)　$4.1 = \mathrm{p}K_a + \log \dfrac{0.10 \times 2/3}{0.2/3}$

(3)　$5.64 = \dfrac{1}{2}\mathrm{p}K_a - \log\sqrt{1.5 \times 10^{-5}}$　　　(4)　$4.8 = \mathrm{p}K_a + \log \dfrac{0.05 \times \dfrac{2}{3}}{0.05 \times \dfrac{1}{3}}$

---

**例題 4-7**

(1)　弱酸の濃度を $C$、酸解離定数を $K_a$ とすると、水素イオン濃度は、$[\mathrm{H}^+] = \sqrt{K_a \cdot C}$ と表せる。$\mathrm{pH} = \dfrac{1}{2}(\mathrm{p}K_a - \log C)$ を導きなさい。

(2)　$0.1\ \mathrm{mol/L}$ の酢酸の pH を求めなさい。ただし、酢酸の $\mathrm{p}K_a$ は 4.76 である。

---

**解答**

(1)　両辺の常用対数をとると、

$$\log[\mathrm{H}^+] = \log\sqrt{K_a \times C} = \frac{1}{2}(\log K_a + \log C)$$

$$\log MN = \log M + \log N$$

$-\log[\mathrm{H}^+] = \mathrm{pH}$、$-\log K_a = \mathrm{p}K_a$ から、

$$-\mathrm{pH} = \frac{1}{2}(-\mathrm{p}K_a + \log C)$$

両辺に $-1$ をかけると、

$$\mathrm{pH} = \frac{1}{2}(\mathrm{p}K_a - \log C)$$

(2) $\quad pH = \dfrac{1}{2}(pK_a - \log C) = \dfrac{1}{2}(4.76 - \log 0.1) = \dfrac{1}{2}(4.76 - \log 10^{-1})$

$\qquad = \dfrac{1}{2}(4.76 + 1) = \dfrac{5.76}{2} = 2.88$

酸解離定数 $K_a$ が与えられている場合、

① $[H^+] = \sqrt{K_a \cdot C}$ と $pH = -\log[H^+]$ を用いて $pH$ を求めることもできます。

酢酸の $K_a$ は $1.8 \times 10^{-5}$ です。

$[H^+] = \sqrt{K_a \cdot C} = \sqrt{1.8 \times 10^{-5} \times 0.1} = \sqrt{1.8 \times 10^{-6}} = \sqrt{1.8} \times 10^{-3}$

$pH = -\log(\sqrt{1.8} \times 10^{-3}) = -\dfrac{1}{2}\log 1.8 - \log 10^{-3} = -\dfrac{1}{2}\log 1.8 + 3$

$\qquad = 3 - \dfrac{1}{2}\log\dfrac{18}{10} = 3 - \dfrac{1}{2}(\log 18 - \log 10) = 3 - \dfrac{1}{2}(2\log 3 + \log 2 - 1)$

$\qquad = 3 - \dfrac{1}{2}(2 \times 0.48 + 0.30 - 1) = 3 - \dfrac{1}{2} \times 0.26 = 3 - 0.13 = 2.87$

② $pK_a = -\log K_a$ と $pH = \dfrac{1}{2}(pK_a - \log C)$ を用いて $pH$ を求めることもできます。

$pK_a = -\log(1.8 \times 10^{-5}) = -\log(18 \times 10^{-6}) = 6 - \log(3^2 \times 2)$

$\qquad = 6 - (2 \times 0.48 + 0.30) = 6 - 1.26 = 4.74$

$pH = \dfrac{1}{2}(4.74 - \log 0.1) = 2.37 - \dfrac{1}{2}\log 10^{-1} = 2.37 + 0.5 = 2.87$

**問 4-7** $1.0\,\mathrm{mol/L}$ の酢酸の $pH$ を求めなさい。ただし、酢酸の $K_a$ は $1.8 \times 10^{-5}$ である。

## ヘンダーソン・ハッセルバルヒの式

**例題 4-8** 弱酸性薬物の電離定数 $K_a = \dfrac{[H^+][A^-]}{[HA]}$ から、$pH = pK_a + \log\dfrac{[A^-]}{[HA]}$ を導きなさい。

**解答**

$K_a = \dfrac{[H^+][A^-]}{[HA]}$ 式の両辺の常用対数をとると、

$\log K_a = \log\dfrac{[H^+][A^-]}{[HA]} = \log[H^+] + \log\dfrac{[A^-]}{[HA]}$

$\log K_a$ を右辺、$\log[H^+]$ を左辺に移行すると、

$-\log[H^+] = -\log K_a + \log\dfrac{[A^-]}{[HA]}$

$-\log[H^+] = pH$、$-\log K_a = pK_a$ より、

$\qquad pH = pK_a + \log\dfrac{[A^-]}{[HA]} = pK_a + \log\dfrac{[イオン形]}{[分子形]}$

この式を**ヘンダーソン・ハッセルバルヒの式**といいます。弱塩基性薬物では、

38　　　　第 4 章　対数の応用

$$\mathrm{pH} = \mathrm{p}K_a + \log\frac{[\mathrm{B}]}{[\mathrm{BH}^+]} = \mathrm{p}K_a + \log\frac{[分子形]}{[イオン形]}$$

と表せます。

> **例題 4-9** $\mathrm{p}K_a = 4.5$ である弱酸性薬物を水に溶解させたとき、pH は 6.5 であった。［イオン形］と［分子形］の割合を求めなさい。

**解答**

$\mathrm{pH} = \mathrm{p}K_a + \log\dfrac{[イオン形]}{[分子形]}$ に $\mathrm{p}K_a = 4.5$ と $\mathrm{pH} = 6.5$ をそれぞれ代入すると、

$$6.5 = 4.5 + \log\frac{[イオン形]}{[分子形]}$$

$$\log\frac{[イオン形]}{[分子形]} = 2$$

$a^p = M \iff p = \log_a M$ から、

$$\frac{[イオン形]}{[分子形]} = 10^2 = 100$$

すなわち、

［イオン形］の割合は、［分子形］に比べて 100 倍多い（［イオン形］：［分子形］＝ 100:1）。

**問 4-9-1** $\mathrm{p}K_a = 3$ である弱酸性薬物を水に溶解させたとき、pH は 4 であった。［イオン形］と［分子形］の割合を求めなさい。

**問 4-9-2** $\mathrm{p}K_a = 9$ である弱塩基性薬物を水に溶解させたとき、pH は 7 であった。［イオン形］と［分子形］の割合を求めなさい。

> **国試にチャレンジ 4-1**
> 反応速度に及ぼす温度の影響に関して、Arrhenius 式が知られている。一般には速度定数 $k$ の対数を絶対温度 $T$ の逆数に対して目盛って得られる直線の勾配より活性化エネルギー $E_a$ を計算している。しかし、<u>1 次反応では、その半減期（$t_{1/2}$）の対数と絶対温度 $T$ の逆数をプロットすることより得られた直線グラフの勾配が正の値を示し、その勾配より $E_a$ を計算できる便利な場合がある。</u>
> 次の設問に答えなさい。
> ※ここに示すグラフは国家試験で出題されたグラフです。本演習問題の参考として示してあります（すなわち、数値などは本問と直接関係ありません）。

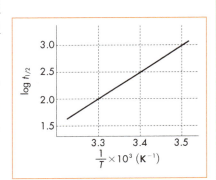

4.2 対数の薬学への応用（pH、p$K_a$、p$K_b$）

(1) Arrhenius 式を指数形式、対数形式（常用対数）でそれぞれ示しなさい。
　　ただし、反応速度定数は $k$、頻度因子は $A$、活性化エネルギーは $E_a$、気体定数は $R$ とする。
　　絶対温度は $T$ の略号を使用しなさい。

(2) 下線の部分を示す数式を誘導しなさい。最終の式は $\log t_{1/2} =$ の形で示しなさい。

（第 90 回薬剤師国家試験問 166 一部改変）

## 4.3　対数の薬学への応用（1次反応式と半減期）

### 1 次反応速度式

1次反応速度式は、反応速度が反応物の残存濃度の1乗に比例し、次式のように表せます。ただし、$C$ は反応物の濃度、$C_0$ は反応物質の初濃度、$t$ [h] は時間、$k$ [h$^{-1}$] は反応速度定数です。

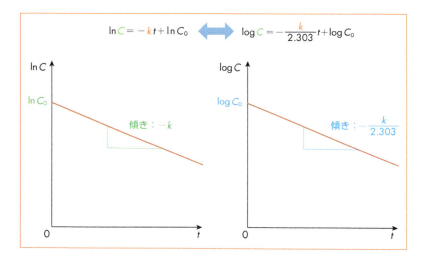

$$\ln C = -kt + \ln C_0 \Longleftrightarrow \log C = -\frac{k}{2.303}t + \log C_0$$

### 半減期

半減期 $t_{1/2}$ は、反応物の濃度が最初の半分になるまでの時間と定義されており、次式で求められます。

$$t_{1/2} = \frac{\ln 2}{k} = \frac{0.693}{k}$$

$t$ 時間後の反応物の残存濃度 $C$ は、半減期 $t_{1/2}$ を用いて次のように表されます。

$$C = C_0 \left(\frac{1}{2}\right)^{\frac{t}{t_{1/2}}}$$

> **例題 4-10** $t$ の値を求めなさい。ただし、$\log 2 = 0.30$ とする。
>
> (1) $\left(\dfrac{1}{2}\right)^3 = \left(\dfrac{1}{2}\right)^{\frac{t}{6}}$　　　(2) $\dfrac{5}{8} = \left(\dfrac{1}{2}\right)^{\frac{t}{3}}$

**解答**

(1) $\dfrac{t}{6} = 3$ より、$t = 18$

(2) 両辺の常用対数をとると、

$$\boxed{\log\frac{5}{8}} = \log\left(\frac{1}{2}\right)^{\frac{t}{3}}$$

$$\boxed{\log M^r = r\log M}$$

$$\boxed{\log\frac{M}{N} = \log M - \log N}$$

$$\boxed{\log 5 - \log 8} = \frac{t}{3}\log\frac{1}{2}$$

$$\boxed{\log\frac{10}{2}} - \log 2^3 = \frac{t}{3}(\log 1 - \log 2)$$

$$\boxed{\log 10 - \log 2} - 3\log 2 = -\frac{t}{3}\log 2$$

$$1 - 4\log 2 = -\frac{t}{3}\log 2$$

$$t = -\frac{3}{\log 2}(1 - 4\log 2)$$

$$= -\frac{3(1 - 4\times 0.30)}{0.30}$$

$$= -\frac{3\times(-0.2)}{0.30} = \frac{0.6}{0.30} = 2$$

**問 4-10** $t$ の値を求めなさい。ただし、$\log 2 = 0.30$、$\log 3 = 0.48$ とする。

(1) $0.96 = \left(\dfrac{1}{2}\right)^{\frac{t}{100}}$　　　(2) $0.8 = \left(\dfrac{1}{2}\right)^{\frac{t}{462}}$

> **例題 4-11** ある液剤を 25℃ で保存すると、1 次反応式にしたがって分解し、100 時間後に薬物含量が 96 ％ に低下していた。この液剤の消失半減期を求めなさい。ただし、$\log 2 = 0.30$、$\log 3 = 0.48$ とする。

**解答**

初濃度を $C_0$ とすると、

$C = C_0\left(\dfrac{1}{2}\right)^{\frac{t}{t_{1/2}}}$ から、

4.3　対数の薬学への応用（1 次反応式と半減期）

$$0.96 C_0 = C_0 \left(\frac{1}{2}\right)^{\frac{100}{t_{1/2}}}$$

両辺の常用対数をとると、

$$\log 0.96 C_0 = \log C_0 \left(\frac{1}{2}\right)^{\frac{100}{t_{1/2}}}$$

$$\log 0.96 + \log C_0 = \log C_0 + \log \left(\frac{1}{2}\right)^{\frac{100}{t_{1/2}}}$$

> $\log C_0$ が相殺されて $C_0$ を含まない式になります。

> $\log M^r = r \log M$

$$\log 0.96 = \log \left(\frac{1}{2}\right)^{\frac{100}{t_{1/2}}} = \frac{100}{t_{1/2}} \log \frac{1}{2}$$

商と分母を入れ替えて、

$$t_{1/2} = \frac{100(\log 1 - \log 2)}{\log 0.96} = \frac{100(-\log 2)}{\log 96 - \log 100}$$

$$= \frac{100(-\log 2)}{\log(2^5 \times 3) - 2} = \frac{100(-0.30)}{5\log 2 + \log 3 - 2} = \frac{-30}{5 \times 0.30 + 0.48 - 2} = \frac{-30}{-0.02}$$

$$= 1500 \text{ 時間}$$

**問 4-11** ある液剤を 25℃ で保存すると、1 次反応式にしたがって分解し、100 時間後に薬物含量が 90.0 % に低下していた。この液剤の消失半減期を求めなさい。ただし、$\log 2 = 0.30$、$\log 3 = 0.48$ とする。

---

**例題 4-12** ある薬物の 6 w/v% 水溶液は 1 次反応式にしたがって分解し、100 時間後に 2 w/v% 水溶液になった。次の問に答えなさい。ただし、$\ln 3 = 1.10$、$\log 3 = 0.48$ とする。

(1) この薬物の反応速度定数を求めなさい。

(2) 薬物含量が 90.0 % になるのは、保存を始めて何時間後か求めなさい。

(3) この液剤の消失半減期を求めなさい。

---

**解答**

(1) $\ln C = -kt + \ln C_0$ より、

$$kt = \ln C_0 - \ln C = \ln \frac{C_0}{C}$$

$$k = \frac{\ln \dfrac{C_0}{C}}{t}$$

となる。

初濃度が 6 w/v% で、100 時間後に 2 w/v% になるので、

$$k = \frac{\ln \dfrac{6}{2}}{100} = \frac{\ln 3}{100} = \frac{1.10}{100} = 1.10 \times 10^{-2} \text{ h}^{-1}$$

42　第 4 章　対数の応用

**（別解）**

$\log C = -\dfrac{k}{2.303}t + \log C_0$ で計算した場合は、

$$\dfrac{k}{2.303}t = \log C_0 - \log C = \log\dfrac{C_0}{C}$$

$$k = \dfrac{2.303}{t}\log\dfrac{C_0}{C} = \dfrac{2.303}{100}\log\dfrac{6}{2} = 2.303\times10^{-2}\times\log 3 = 2.303\times10^{-2}\times0.48$$

$$\fallingdotseq 1.1\times10^{-2}\,\text{h}^{-1}$$

(2) 初濃度から 90 % になるので、$\log C = -\dfrac{k}{2.303}t + \log C_0$ より、

$$\log 0.9C_0 = \log C_0 - \dfrac{k}{2.303}\times t$$

$$\log 0.9 + \log C_0 = \log C_0 - \dfrac{1}{2.303}\times kt$$

> $\log C_0$ が相殺されて $C_0$ を含まない式になります。

$$\log\dfrac{9}{10} = -\dfrac{1}{2.303}\times kt$$

(1)で求めた $k$ の値を代入して、

$$t = \dfrac{-2.303\log\dfrac{9}{10}}{k} = \dfrac{-2.303(\log 9 - \log 10)}{1.10\times10^{-2}}$$

$$= \dfrac{-2.303(2\log 3 - 1)}{1.10\times10^{-2}} = \dfrac{-2.303\times(-0.04)}{1.10\times10^{-2}} = \dfrac{2.303\times0.04}{1.10\times10^{-2}} = \dfrac{0.09212}{1.10\times10^{-2}}$$

$$\fallingdotseq 8.4\,\text{時間}$$

(3) $t_{1/2} = \dfrac{0.693}{k}$ から、

$$t_{1/2} = \dfrac{0.693}{1.10\times10^{-2}} = 0.63\times10^2 = 63\,\text{時間}$$

**（別解）**

$C = C_0\left(\dfrac{1}{2}\right)^{\frac{t}{t_{1/2}}}$ から求めると、

$$2 = 6\left(\dfrac{1}{2}\right)^{\frac{100}{t_{1/2}}}$$

両辺の常用対数をとって、

$$\log 2 = \log 6\left(\dfrac{1}{2}\right)^{\frac{100}{t_{1/2}}} = \log 6 + \log\left(\dfrac{1}{2}\right)^{\frac{100}{t_{1/2}}} = \log 2 + \log 3 + \log\left(\dfrac{1}{2}\right)^{\frac{100}{t_{1/2}}}$$

$$-0.48 = \dfrac{100}{t_{1/2}}\log\dfrac{1}{2} = \dfrac{100}{t_{1/2}}(\log 1 - \log 2) = -\dfrac{100}{t_{1/2}}\log 2 = -\dfrac{30}{t_{1/2}}$$

商と分母を入れ替えて、

$$t_{1/2} = \dfrac{30}{0.48} \fallingdotseq 63\,\text{時間}$$

**問 4-12-1** 1 次反応で分解する注射剤がある 2 年で最初の含量の 90 % になった。その薬物の反応速度定数 $(\text{h}^{-1})$ を求めなさい。ただし、$\log 3 = 0.48$ とする。

**問 4-12-2** ある薬物は1次反応にしたがって分解する。初濃度 40 µg/mL、反応速度定数 $k$ が $0.23\,\text{h}^{-1}$ としたとき、次の問に答えなさい。ただし、$\log 2 = 0.30$ とする。

(1) $t = 0$ のとき、$\log C$ の値を求めなさい。
(2) $t$ 時間後の濃度が 20 µg/mL のときの $t$ の値を求めなさい。
(3) 薬剤が 90 % 分解するのに要する時間を求めなさい。

> **国試にチャレンジ 4-2**
> ある液剤を 25 ℃で保存すると、1次反応式にしたがって分解し、100 時間後に薬物含量が 96.0 % に低下していた。この薬物の有効性と安全性を考慮すると、薬物含量が 90 % までは投与が可能である。この液剤の有効期限は何日か。ただし、$\log 2 = 0.301$、$\log 3 = 0.477$ とする。
>
> （第 100 回薬剤師国家試験問 180 一部改変）

## 1-コンパートメントモデル

薬物を生体に投与したとき、生体全体を1つの箱としてとらえて、投与した薬物が**瞬間的に**体全体に**均一に広がる**という仮説のもとに解析する方法を**1-コンパートメントモデル**といいます。静脈内投与したとき血中薬物濃度の変化は1次反応速度式にしたがうことが分かっています。薬物動態学を学ぶ上でとても大切になってきます。

血中薬物濃度を経時的に変化させることにより、血漿中薬物濃度のデータを利用して**消失速度定数**を求めることができます。

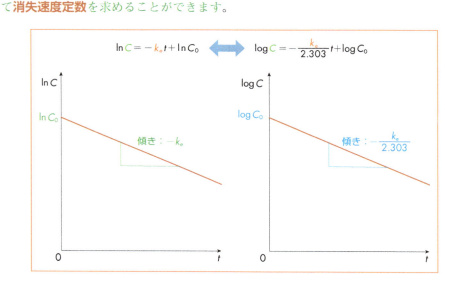

ただし、$k_e\,[\text{h}^{-1}]$ は消失速度定数、$C$ は血中薬物濃度、$C_0$ は薬物投与直後の血中薬物濃度、$t\,[\text{h}]$ は投与後の時間

**消失半減期**

消失半減期 $t_{1/2}$ は、血中薬物濃度 $C$ が投与直後の血中薬物濃度 $C_0$ の半分になるまでの時間と定義されており、次式で求められます。

$$t_{1/2} = \frac{\ln 2}{k_e} = \frac{0.693}{k_e}$$

薬物投与 $t$ 時間後の血中薬物濃度 $C$ は、消失半減期 $t_{1/2}$ を用いて次式のように表せます。

$$C = C_0 \left(\frac{1}{2}\right)^{\frac{t}{t_{1/2}}}$$

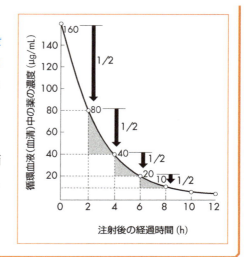

---

**例題 4-13** 体内動態が 1-コンパートメントモデルにしたがう薬物 800 mg をヒトに単回静脈投与したところ、投与直後の血中濃度は 40 μg/mL、投与 6 時間後の血中濃度が 5 μg/mL であった。この薬物の消失半減期 [時間] を求めなさい。

(第 99 回薬剤師国家試験問 46 一部改変)

**解答**

$C = C_0 \left(\dfrac{1}{2}\right)^{\frac{t}{t_{1/2}}}$ から、

$5 = 40 \left(\dfrac{1}{2}\right)^{\frac{6}{t_{1/2}}}$

両辺の常用対数をとると、

$\log 5 = \log 40 \left(\dfrac{1}{2}\right)^{\frac{6}{t_{1/2}}}$

$\log \dfrac{10}{2} = \log 40 + \log \left(\dfrac{1}{2}\right)^{\frac{6}{t_{1/2}}}$

$\log 10 - \log 2 = \log 2^2 + \log 10 + \dfrac{6}{t_{1/2}} \log \dfrac{1}{2}$

$1 - \log 2 = 2\log 2 + 1 + \dfrac{6}{t_{1/2}} (\log 1 - \log 2)$

$-3\log 2 = -\dfrac{6}{t_{1/2}} \log 2$

商と分母を入れ替えて、

$t_{1/2} = \dfrac{6}{3\log 2} \log 2 = \dfrac{6}{3} = 2$ 時間

**（別解）**

この問題は、このような計算をしなくても解くことができます。

投与してから 6 時間後の濃度が投与直後の $\frac{1}{8}$ になっています。

$$\frac{1}{8} = \left(\frac{1}{2}\right)^3$$

ですから、3 半減期を経過していることになります。

6 時間が 3 半減期であれば、2 時間が 1 半減期ということになります。

**問 4-13**  体内動態が 1- コンパートメントモデルにしたがう薬物を急速静注して 2 時間後の血中濃度を測定したところ、2.5 μg/mL であった。投与 5 時間後に再び血中濃度を測定したところ、2.0 μg/mL であった。この薬物の消失半減期［時間］を求めなさい。ただし、log2 = 0.301 とする。

**第5章**

# 等比数列

## 5.1 等比数列の基礎

**等比数列**

**等比数列**とは、2、4、8、16、32、64、128、256、…というように、一定の倍率をかけて定められる数列をいいます。

ここで、最初に出てくる値を初項、最後の値を末項といいます。また、初項に次々にかけられる一定の数を公比と呼びます。上記の等比数列の場合、初項が 2、公比が 2 ということになります。

**等比数列の一般項の公式**

初項 $a$、公比 $r$ の等比数列における一般項 $a_n$ (第 $n$ 項) は、

$$a_n = ar^{n-1} \qquad ただし、n = 1、2、3、\cdots\cdots$$

で表せます。

**等比数列の和の公式**

初項 $a$、公比 $r$、項数 $n$ のもとでの等比数列の和 $S_n$ は、

$$r \neq 1 のとき、S_n = a + ar + ar^2 + \cdots + ar^{n-1} = \frac{a(1-r^n)}{1-r} または、\frac{a(r^n-1)}{r-1}$$

$$r = 1 とき、S_n = na$$

で表せます。

---

**例題 5-1** 次の等比数列について次の問に答えなさい。

(1) 初項 5、公比 3 とする等比数列の一般項 $a_n$ を求めなさい。

(2) 等比数列 1、4、16、64、…の一般項 $a_n$ を求めなさい。

(3) 一般項 $a_n = 7 \times 2^{n-1}$ の等比数列の初項と公比を求めなさい。

**解答**

(1) 初項 5、公比 3 を $a_n = ar^{n-1}$ に代入すると、

$a_n = 5 \times 3^{n-1}$

(2) 1、4、16、64、…は、初項が 1 で、公比が 4 の等比数列なので、その一般項は、

$a_n = 1 \times 4^{n-1} = 4^{n-1}$

(3) 初項 7、公比 2

**問 5-1** 次の等比数列について次の問に答えなさい。

(1) 初項 $-4$、公比 2 の一般項 $a_n$ を求めなさい。

(2) 9、$-9$、9、$-9$、…の一般項 $a_n$ を求めなさい。

(3) $a_n = 24 \times \left(\dfrac{1}{2}\right)^{n-1}$ の等比数列の初項と公比を求めなさい。

---

**例題 5-2** 次の等比数列の和を求めなさい。

(1) $3+6+12+24+48+96+192+384$

(2) 初項 2、公比 $-\dfrac{1}{3}$、項数 6

---

 解答

(1) 初項 $a=3$、公比 $r=2$、項数 $n=8$ より、等比数列の和の公式 $S_n = \dfrac{a(r^n-1)}{r-1}$ に

代入すると、$S_8 = \dfrac{3(2^8-1)}{2-1} = 3(256-1) = 3 \times 255 = 765$

(2) 初項 $a=2$、公比 $r=-\dfrac{1}{3}$、項数 $n=6$ より、

$$S_6 = \dfrac{2\left\{1-\left(-\dfrac{1}{3}\right)^6\right\}}{1-\left(-\dfrac{1}{3}\right)} = \dfrac{2\left\{1-\left(-\dfrac{1}{3}\right)^6\right\}}{\dfrac{4}{3}} = \dfrac{3}{2}\left\{1-\left(-\dfrac{1}{3}\right)^6\right\} = \dfrac{3}{2}\left(1-\dfrac{1}{729}\right)$$

$$= \dfrac{3}{2} \times \dfrac{728}{729} = \dfrac{364}{243}$$

**問 5-2** 次の等比数列の和を求めなさい。

(1) $1+0.5+(0.5)^2+(0.5)^3+(0.5)^4+(0.5)^5+(0.5)^6+(0.5)^7$

(2) 初項 81、公比 $\dfrac{1}{3}$、項数 $n$

### 等比数列のΣ計算

数列の和を表わすのに $\sum_{k=1}^{n} a_k$ の形が使われることがあります。ここで、Σ はシグマと読むギリシャ文字です。

例えば、$\sum_{k=1}^{4} a_k$

は、$a_k$ の $k$ に 1、2、3、4（これは、$\Sigma$ の下にある $k=1$ の 1 と、上にある 4 までの整数）を代入した値 $a_1$、$a_2$、$a_3$、$a_4$ の和を求めるという意味になります。つまり、

$$\sum_{k=1}^{4} a_k = a_1 + a_2 + a_3 + a_4$$

ということです。

数列 $\{a_n\}$ について、初項から第 $n$ 項までの和を記号 $\Sigma$ で次のように表せます。

$$\sum_{k=1}^{n} a_k = a_1 + a_2 + a_3 + \cdots + a_n$$

---

**例題 5-3** 次の等比数列の和を求めなさい。

(1) $\displaystyle\sum_{k=1}^{6} 2 \times 3^k$　　(2) $\displaystyle\sum_{k=1}^{n} 2^{k-1}$

---

**解答**

(1) 和を書き出してみると、

3倍　3倍　3倍　3倍　3倍　← 公比

$$\sum_{k=1}^{6} 2 \times 3^k = \underbrace{2 \times 3^1}_{初項} + 2 \times 3^2 + 2 \times 3^3 + 2 \times 3^4 + 2 \times 3^5 + 2 \times 3^6$$

これは、初項 $a=6$、公比 $r=3$、項数 $n=6$ の等比数列の和であるから、

$$S_6 = \frac{6(3^6 - 1)}{3-1} = 3(729 - 1) = 2184$$

(2) 和を書き出してみると、

2倍　2倍　2倍　2倍　← 公比

$$\sum_{k=1}^{n} 2^{k-1} = \underbrace{2^0}_{初項} + 2^1 + 2^2 + \cdots\cdots + 2^{n-1}$$

初項 $a=1$、公比 $r=2$、項数 $n$ の等比数列の和であるから、

$$S_n = \frac{1(2^n - 1)}{2-1} = 2^n - 1$$

---

**問 5-3** 次の等比数列の和を求めなさい。

(1) $\displaystyle\sum_{k=1}^{5} 3^k$　　(2) $\displaystyle\sum_{k=1}^{n} 10 \times 2^k$

### 無限級数

無限数列の和を**無限級数**といい、初項 $a$、公比 $r$ $(|r| \neq 1)$ の等比数列においては、次のように求められます。

$$S = \lim_{n \to \infty} S_n = \lim_{n \to \infty} \frac{a(1-r^n)}{1-r}$$

$-1 < r < 1$ のときは、$\lim_{n \to \infty} |r|^n = 0$ となるので、$S_n$ は収束して $S = \dfrac{a}{1-r}$ となります。

$r < -1$、$r > 1$ のときは、$\lim_{n \to \infty} |r|^n = \infty$ となるので、$S_n$ は発散します。

---

**例題5-4** 次の等比級数は「収束」か「発散」を判定し、収束する場合は和を求めなさい。

(1) 一般項が $a_n = 3 \times 2^{n-1}$

(2) 一般項が $a_n = 3 \times \left(\dfrac{1}{3}\right)^{n-1}$

(3) 一般項が $a_n = a \times \left(\dfrac{1}{e}\right)^{n-1}$

**解答**

(1) 公比 $r = 2$ なので、$r > 1$ です。したがって発散します。

(2) 公比 $r = \dfrac{1}{3}$ なので、$0 < r < 1$ です。したがって収束します。

$S = \dfrac{a}{1-r}$ より、$S = \dfrac{3}{1-\dfrac{1}{3}} = \dfrac{3}{\dfrac{2}{3}} = \dfrac{9}{2}$

(3) 公比 $r = \dfrac{1}{e}$ なので、$0 < r < 1$ です。したがって収束します。

$S = \dfrac{a}{1-\dfrac{1}{e}} = \dfrac{a}{\dfrac{e-1}{e}} = \dfrac{ae}{e-1}$

---

**問 5-4** 次の等比級数の和を求めなさい。

(1) $\displaystyle\sum_{k=1}^{\infty} \left(\dfrac{1}{3}\right)^{k-1}$ 　　(2) $\displaystyle\sum_{k=1}^{\infty} \left(\dfrac{1}{e}\right)^{k-1}$ 　　(3) $\displaystyle\sum_{k=1}^{\infty} 200\left(-\dfrac{2}{3}\right)^{k-1}$

## 5.2 薬学で扱う問題、Σを用いた計算

　薬物が完全に消失する前に薬物を一定量、一定間隔ごとに投与していくと、血中薬物濃度はしだいに上昇し、やがて**定常状態**になります。このときの一定間隔を投与間隔 ($\tau$) といい、投与し続ける一定量を維持量 ($D$) といいます。

　薬物投与量 $X_0$ を投与した直後の血中薬物濃度 $C_0$、消失速度定数 $k_e$ としたとき、

投与後 $t$ 時間後の血中薬物濃度 $C$ は、次のように表されます。
$$C = C_0 \cdot e^{-k_e t}$$

$\tau$ 時間ごとに同じ量を繰り返し投与するとき、血中薬物濃度 $C$ の推移は下表のようになります。

| 投与回数 | 投与直前 | 投与直後 |
|---|---|---|
| 1 回目投与 | 0 | $C = C_0$ |
| 2 回目投与 | $C = C_0 \cdot e^{-k_e \tau}$ | $C = C_0 + C_0 \cdot e^{-k_e \tau}$ |
| 3 回目投与 | $C = C_0(1+e^{-k_e \tau}) \cdot e^{-k_e \tau}$ <br> $= C_0(e^{-k_e \tau} + e^{-k_e \cdot 2\tau})$ | $C = C_0 + C_0(1+e^{-k_e \tau}) \cdot e^{-k_e \tau}$ <br> $= C_0(1+e^{-k_e \tau} + e^{-k_e \cdot 2\tau})$ |
| ⋮ | ⋮ | ⋮ |
| $n$ 回目投与 | $C = C_0(1+e^{-k_e \tau}+\cdots+e^{-k_e(n-2)\tau}) \cdot e^{-k_e \tau}$ <br> $= C_0(e^{-k_e \tau}+e^{-k_e \cdot 2\tau}+\cdots+e^{-k_e(n-1)\tau})$ | $C = C_0 + C_0(1+e^{-k_e \tau}+\cdots+e^{-k_e(n-2)\tau}) \cdot e^{-k_e \tau}$ <br> $= C_0(1+e^{-k_e \tau}+e^{-k_e \cdot 2\tau}+\cdots+e^{-k_e(n-1)\tau})$ |

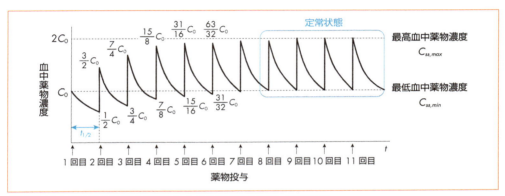

**半減期ごとに繰り返し静脈内投与したときの血中薬物濃度 - 時間曲線**

$n$ 回目の投与直後の式は、
$$C = C_0(1+e^{-k_e \tau}+e^{-k_e \cdot 2\tau}+\cdots+e^{-k_e(n-1)\tau})$$
となります。

上式の（　）内は初項 $a=1$、公比 $r=e^{-k_e \tau}$ の等比数列の和となります。

よって、$S_n = \dfrac{a(1-r^n)}{1-r}$ より、

$$S_n = 1+e^{-k_e \tau}+e^{-k_e \cdot 2\tau}+\cdots+e^{-k_e(n-1)\tau} = \frac{1-(e^{-k_e \tau})^n}{1-e^{-k_e \tau}}$$

となります。
ここで、$n$ を無限回投与したとき、

$k_e \tau > 0$ より、$0 < e^{-k_e \tau} = \dfrac{1}{e^{k_e \tau}} < 1$

なので、$n \to \infty$ となると、$(e^{-k_e \tau})^n \to 0$ となります。

よって、$S_n$ は収束して、和 $S = \dfrac{1}{1-e^{-k_e \tau}}$ となります。

これは、蓄積率と呼ばれ、$R$ で表されます。

$$R = \frac{1}{1 - e^{-k_e \tau}}$$

薬物をある程度の回数投与すると、最高血中薬物濃度はやがて一定（定常状態）になります。蓄積率は、定常状態における血中薬物濃度が薬物を 1 回投与後に得られる血中薬物濃度 $C_0$ に比べてどのくらい増加するかという目安になります。

定常状態における最高血中薬物濃度は、次のように表せます。

$$C_{ss,max} = \frac{C_0}{1 - e^{-k_e \tau}}$$

また、定常状態における最低血中薬物濃度は、次のように表せます。

$$C_{ss,min} = \frac{C_0}{1 - e^{-k_e \tau}} e^{-k_e \tau}$$

---

**例題 5-5** 定常状態における最高血中薬物濃度は、$C_{ss,\max} = \dfrac{C_0}{1 - e^{-k_e \tau}}$ となることを示しなさい。

---

**解答**

$n$ 回目投与したときの最高血中薬物濃度 $C_{ss,max}$ は、

$$C_{ss,max} = C_0 \left(1 + e^{-k_e \tau} + e^{-2k_e \tau} + \cdots + e^{-(n-1)k_e \tau}\right) = \frac{C_0 - C_0 \cdot e^{-nk_e \tau}}{1 - e^{-k_e \tau}}$$

となり、

$n \to \infty$ とすると、$\left(e^{-k_e \tau}\right)^n \to 0$ となるので、

$$C_{ss,\max} = \frac{C_0}{1 - e^{-k_e \tau}}$$

---

**問 5-5** 定常状態における最低血中薬物濃度は、$C_{ss,\min} = \dfrac{C_0}{1 - e^{-k_e \tau}} \cdot e^{-k_e \tau}$ であることを示しなさい。

薬物を消失半減期 $t_{1/2}$ ごとに連続投与し、血中薬物濃度が定常状態に達したとき、$C_{ss,max} = 2C_0$、$C_{ss,min} = C_0$ となります。また、蓄積率 $R = 2$ となります。

---

**例題 5-6** ある薬物を 100 mg 初回投与したときの最高血中薬物濃度が 10 μg/mL であった。同量ずつ消失半減期ごとに繰り返し急速静脈内投与をしていき、定常状態に達したときの最高血中薬物濃度を答えなさい。

---

52　　第 5 章　等比数列

| 投与回数（$n$） | 1 | 2 | 3 | 4 | 5 | 6 | 7 | 8 | 9 |
|---|---|---|---|---|---|---|---|---|---|
| 投与直前の血中薬物濃度の推移 — 初回投与直後の濃度との比 | 0 | $\frac{1}{2}$ | $\frac{3}{4}$ | $\frac{7}{8}$ | $\frac{15}{16}$ | $\frac{31}{32}$ | $\frac{63}{64}$ | $\frac{127}{128}$ | $\frac{255}{256}$ |
| ↓ 血中薬物濃度（μg/mL） | 0 | 5 | 7.5 | 8.8 | 9.4 | 9.7 | 9.9 | 10 | 10 |
| 投与直後の血中薬物濃度の推移 — 初回投与直後の濃度との比 | 1 | $\frac{3}{2}$ | $\frac{7}{4}$ | $\frac{15}{8}$ | $\frac{31}{16}$ | $\frac{63}{32}$ | $\frac{127}{64}$ | $\frac{255}{128}$ | $\frac{511}{256}$ |
| ↓ 血中薬物濃度（μg/mL） | 10 | 15 | 17.5 | 18.8 | 19.4 | 19.7 | 19.9 | 20 | 20 |

上記の表から $n$ 回目投与直後の血中薬物濃度は、初項 10、公比 $\frac{1}{2}$、項数 $n$ の等比数列の和になります。

つまり、血中薬物濃度 $C_n$ は、$S_n = \frac{a(1-r^n)}{1-r}$ より、

$$C_n = 10 + 5 + 2.5 + \cdots + 10 \times \left(\frac{1}{2}\right)^{n-1} = \frac{10 - 10 \times \left(\frac{1}{2}\right)^n}{1 - \frac{1}{2}} = 20 \times \left\{1 - \left(\frac{1}{2}\right)^n\right\}$$

になります。

$0 < r = \frac{1}{2} < 1$ なので、この和は収束します。よって、$S = \frac{a}{1-r}$ より、

$C_{ss,max} = 20\ \mu\text{g/mL}$

(別解)

消失半減期ごとに投与するので、蓄積率 $R = 2$ となります。
よって、$C_{ss,max} = 2 \times 10 = 20\ \text{ug/mL}$

**問 5-6-1** 血中消失半減期が 4 時間の薬物 100 mg を静脈内投与したところ、投与直後の薬物の血中濃度は 1000 ng/mL であった。4 時間間隔で同量の薬物を静脈内投与した。3 回目に静脈内投与を行った直後の薬物の血中濃度の値を求めなさい。

**問 5-6-2** 薬物を一定間隔で繰り返し投与するとき、前に投与した薬物が体内に残っている。体内薬物量 $X$ と時間 $t$ との関係は $X = X_0 e^{-kt}$ が成り立つ。6 時間で薬物反復静脈注射して $k = 0.1155\ \text{h}^{-1}$ の値を得た。この場合、1 回目から定常状態を得るには初回の投与量 $(X_0^*)$ をいくらにすればよいか。ただし、100 mg の薬物を 6 時間おきに注射するものとし、$e^{-0.693} = \frac{1}{2}$ とする。

**国試にチャレンジ 5-1**

消失半減期が 10 h の薬物を定常状態に達するまで、消失半減期ごとに繰り返し静脈内投与するとき、2回目の投与直前の血中濃度を測定したところ 14 μg/mL であった。定常状態での最低血中濃度 (μg/mL) は次のどれか。ただし、定常状態での最低血中濃度 ($C_{ss,min}$) は次の式で表される。

$$C_{ss,min} = \frac{D}{Vd}\left(\frac{e^{-k_e\tau}}{1-e^{-k_e\tau}}\right)$$

$D$ は投与量、$Vd$ は分布容積、$k_e$ は消失速度定数、$\tau$ は投与間隔である。

  1  21      2  28      3  32      4  35      5  40

（第 94 回薬剤師国家試験問 162）

# 第6章

# 関数

## 6.1 反応式とグラフ

2つの変数 $x$、$y$ において、$x$ の値が定まるとそれに対応して、$y$ の値が1つ定まるとき、$y$ は $x$ の関数であるといい、$y = f(x)$ と表します。また、$xy$ 平面上に点 $(x, f(x))$ をとったものを関数 $y = f(x)$ のグラフといいます。グラフは、いくつかの点をプロットし、特徴をつかんでかきます。

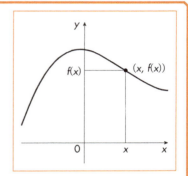

薬学では、薬物のある時点から $t$ 時間後の薬物濃度 $C$ の推移を表す関数が基本で、グラフは、濃度が初濃度の半分となる $t$（半減期 $t_{1/2}$）を求め、その整数倍での濃度推移に注意してかきます。

$C_0$：初濃度　　$k$：反応速度定数　　$t_{1/2}$：半減期

| | 反応式 | グラフ | 半減期 |
|---|---|---|---|
| 0次反応 | $C = -kt + C_0$ | 傾きが $-k$、$y$ 切片が $C_0$ の直線 | $t_{1/2} = \dfrac{C_0}{2k}$ |
| 1次反応 | $C = C_0 e^{-kt}$ | 指数関数的に単調減少 | $t_{1/2} = \dfrac{\ln 2}{k}$ |
| 2次反応 | $\dfrac{1}{C} = kt + \dfrac{1}{C_0}$ | 縦軸 $\dfrac{1}{C}$ 軸　傾きが $k$、$y$ 切片が $\dfrac{1}{C_0}$ の直線 | $t_{1/2} = \dfrac{1}{kC_0}$ |

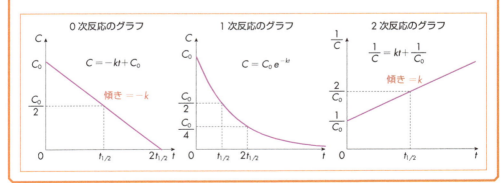

**例題 6-1** 0次反応式 $C=-\dfrac{1}{5}t+5$ にしたがう薬物について、各問に答えなさい。

(1) 初濃度 $C_0$、反応速度定数 $k$、半減期 $t_{1/2}$ の値を答えなさい。
(2) $t=2t_{1/2}$ のときの濃度 $C$ の値を求めなさい。
(3) $t\geqq 0$ の範囲でグラフをかきなさい。

**解答**

(1) 初濃度 $C_0$ は縦軸の切片から、$C_0=5$、また、$k$ は直線の傾きから $k=\dfrac{1}{5}$

半減期 $t_{1/2}$ は、$t_{1/2}=\dfrac{C_0}{2k}$ より、

$$t_{1/2}=\dfrac{5}{2\times\dfrac{1}{5}}=\dfrac{25}{2}=12.5 \text{ となります。}$$

(2) $t=2t_{1/2}=2\times 12.5=25$ を反応式に代入して、

$$C=5-\dfrac{1}{5}\times 25=0 \text{ となります。}$$

すべての0次反応では、$t=2t_{1/2}$ のとき、$C=0$ となります。

(3) $y$ 切片 5、傾き $-\dfrac{1}{5}$、半減期 12.5、$t=2t_{1/2}=25$ のとき、$C=0$ となることに注意します。グラフは右図のようになります。

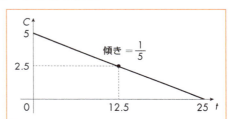

**問 6-1** 0次反応式 $C=-\dfrac{2}{3}t+4$ にしたがう薬物について、次の問に答えなさい。

(1) 初濃度 $C_0$、反応速度定数 $k$、半減期 $t_{1/2}$ の値を答えなさい。
(2) $t=2t_{1/2}$ のときの濃度 $C$ の値を求めなさい。
(3) $t\geqq 0$ の範囲でグラフをかきなさい。

**例題 6-2** 1次反応式 $C=400e^{-0.1t}$ にしたがう薬物について、次の問に答えなさい。ただし、$\ln 2=0.693$ とする。

(1) 初濃度 $C_0$、反応速度定数 $k$ の値を答えなさい。
(2) 半減期 $t_{1/2}$ の値および、$t=2t_{1/2}$ のときの濃度 $C$ の値を求めなさい。
(3) $t\geqq 0$ の範囲でグラフをかきなさい。

**解答**

(1) 1次反応式 $C=400e^{-0.1t}$ から、

- $C_0 = 400$、$k = 0.1$

(2) 半減期 $t_{1/2}$ は $t_{1/2} = \dfrac{\ln 2}{k}$ より、

$$t_{1/2} = \dfrac{\ln 2}{0.1} = \dfrac{0.693}{0.1} = 6.93 \fallingdotseq 7 \text{ となります。}$$

次に、$t = t_{1/2}$ のときの濃度 $C$ の値を求めます。
$t = t_{1/2} = 7$ のとき、濃度 $C$ は初濃度の半分 200 になるので、
これを反応式に代入すると、

$$200 = 400 e^{-0.1 \times 7} \text{ が得られます。}$$

両辺を 400 で割れば、

$$e^{-0.7} = \dfrac{1}{2} \text{ となります。}$$

よって、

$$C = 400 e^{-0.1t} = 400 \left(e^{-0.7}\right)^{\frac{t}{7}} = 400 \times \left(\dfrac{1}{2}\right)^{\frac{t}{7}}$$

この式に、$t = 2t_{1/2} = 14$ を代入すると、

$$C = 400 \times \left(\dfrac{1}{2}\right)^{\frac{14}{7}} = 400 \times \left(\dfrac{1}{2}\right)^2 = 100 \text{ を}$$

得ます。

※ 一般に、$C = C_0 e^{-kt} = C_0 \left(\dfrac{1}{2}\right)^{\frac{t}{t_{1/2}}}$ が成り

立ちます。
このことから、$t = 2t_{1/2}, 3t_{1/2}$ のとき、

$C = \dfrac{C_0}{4}, \dfrac{C_0}{8}$ となります。

(3) 初濃度、半減期からグラフは右図のように
なります。

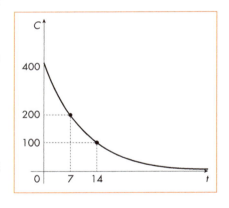

**問 6-2-1** 1 次反応式 $C = 100 e^{-0.05t}$ にしたがう薬物について、次の問に答えなさい。ただし、$\ln 2 = 0.693$ とする。

(1) 初濃度 $C_0$、反応速度定数 $k$ の値を答えなさい。
(2) 半減期 $t_{1/2}$ の値および、$t = 2t_{1/2}$ のときの濃度 $C$ の値を求めなさい。
(3) $t \geqq 0$ の範囲でグラフをかきなさい。

**問 6-2-2** 1 次反応式 $C = 200 \left(\dfrac{1}{2}\right)^{\frac{t}{8}}$ にしたがう薬物について、次の問に答えなさい。

(1) 初濃度 $C_0$、半減期 $t_{1/2}$、反応速度定数 $k$ の値を答えなさい。ただし、$\ln 2 = 0.693$
とする。
(2) $t \geqq 0$ の範囲でグラフをかきなさい。

6.1 反応式とグラフ

**例題 6-3** 薬物 A は 2 次反応式 $\dfrac{1}{C} = kt + \dfrac{1}{C_0}$ にしたがう。このとき、次の問に答えなさい。ただし、$C_0$：初濃度、$k$：反応速度定数 とする。

(1) 横軸を $t$ 軸、縦軸を $\dfrac{1}{C}$ 軸として、上記 2 次反応式のグラフを $t \geqq 0$ の範囲でかきなさい。

(2) 半減期 $t_{1/2}$ と $C_0$、$k$ との関係式 $t_{1/2} = \dfrac{1}{kC_0}$ を導きなさい。

(3) グラフから $t = 2t_{1/2}$、$3t_{1/2}$ のときの $\dfrac{1}{C}$ の値を $C_0$ で表しなさい。

(4) 上記 2 次反応式と $t_{1/2} = \dfrac{1}{kC_0}$ から、$C = \dfrac{t_{1/2}C_0}{t + t_{1/2}}$ を導き、横軸 $t$ 軸、縦軸 $C$ として、グラフをかきなさい。

**解答**

(1) グラフは傾きが $k$、$y$ 切片が $\dfrac{1}{C_0}$ の直線となります。

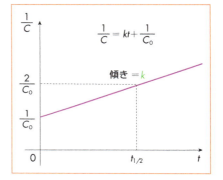

$t = t_{1/2}$ のとき、$C = \dfrac{C_0}{2}$ ですから、

$$\dfrac{1}{C} = \dfrac{2}{C_0}$$

が得られます。

よって、グラフは右図のようになります。

(2) $t = t_{1/2}$ のとき、$\dfrac{1}{C} = \dfrac{2}{C_0}$ を 2 次反応式 $\dfrac{1}{C} = kt + \dfrac{1}{C_0}$ に代入すると、

$$\dfrac{2}{C_0} = kt_{1/2} + \dfrac{1}{C_0}$$

よって、$kt_{1/2} = \dfrac{2}{C_0} - \dfrac{1}{C_0} = \dfrac{1}{C_0}$

両辺を $k$ で割って、

$t_{1/2} = \dfrac{1}{kC_0}$ となります。

(3) グラフの傾き $k = \dfrac{1}{t_{1/2}C_0}$ より、$\dfrac{1}{C} = \dfrac{t}{t_{1/2}C_0} + \dfrac{1}{C_0}$

よって、$t = 2t_{1/2}$ のとき、

$$\dfrac{1}{C} = \dfrac{2}{C_0} + \dfrac{1}{C_0} = \dfrac{3}{C_0}$$

$t = 2t_{1/2}$ のとき、

$$\frac{1}{C} = \frac{3}{C_0} + \frac{1}{C_0} = \frac{4}{C_0}$$

※ 2 次反応では、$t = t_{1/2}$、$2t_{1/2}$、$3t_{1/2}$ のとき、$C = \dfrac{C_0}{2}$、$\dfrac{C_0}{3}$、$\dfrac{C_0}{4}$ となります。

(4) $\dfrac{1}{C} = \dfrac{t}{t_{1/2} C_0} + \dfrac{1}{C_0} = \dfrac{t + t_{1/2}}{t_{1/2} C_0}$

よって、

$$C = \frac{t_{1/2} C_0}{t + t_{1/2}}$$

これより、グラフは $C = \dfrac{t_{1/2} C_0}{t}$ の双曲線を $t$ 軸方向に $-t_{1/2}$ だけ平行移動したものになります。

$y$ 切片は $t = 0$ を代入して $C_0$、

$t = t_{1/2}$ のとき、

$$C = \frac{C_0}{2}$$

となりますから、

グラフは右図の実線のようになります。

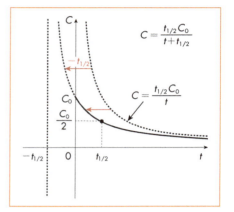

**問 6-3** 関数 $\dfrac{1}{C} = \dfrac{1}{3} t + \dfrac{1}{2}$ のグラフを各座標軸にしたがい $t \geq 0$ の範囲でかきなさい。

(1) 横軸 $t$ 軸、縦軸 $\dfrac{1}{C}$ 軸　　(2) 横軸 $t$ 軸、縦軸 $C$ 軸

## 6.2 いろいろな関数のグラフ

**例題 6-4** 粘性抵抗を受けて自然落下する質量 $m$ の物体の $t$ 秒後の速度 $v$ は、

$$v = \frac{mg}{k} \left( 1 - e^{-\frac{kt}{m}} \right)$$

で与えられる。横軸 $t$ 軸、縦軸 $v$ 軸として、グラフを $t \geq 0$ の範囲でかきなさい。ただし、$g$ は重力加速度、$k$ は比例定数とする。

**解答**

$v = \dfrac{mg}{k} \left( 1 - e^{-\frac{kt}{m}} \right)$ のグラフは、2.3「指数関数のグラフ」の例題 2-12 と同様に考えます。

そこでは、$A = A_0 \left( 1 - e^{-kt} \right)$ のグラフは、$A = A_0 e^{-kt}$ のグラフを $A = \dfrac{A_0}{2}$ について対称移動したものでした。

問題のグラフは、$\frac{mg}{k}$ を $A_0$ に当てはめ、$v=\frac{mg}{k}e^{-\frac{kt}{m}}$ のグラフを、$v=\frac{mg}{2k}$ について対称移動したものと考えます。

よって、求めるグラフは右図の赤線のようになります。

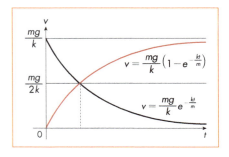

**問 6-4** 1次反応式で分解される薬物を投与速度 $k_0$ で投与すると、体内薬物量 $X$ は、投与時間を $t$、消失速度定数を $k_e$ として、

$$X=\frac{k_0}{k_e}(1-e^{-k_e t})$$

で表される。グラフを $t \geqq 0$ の範囲でかきなさい。

**例題 6-5** 右の図は関数 $\log C = -\frac{k}{2.303}t+\log C_0$ のグラフで、2点 $(4, 1.6)$、$(6, 1.4)$ を通る。$C_0$ と $k$ の値を求めなさい。

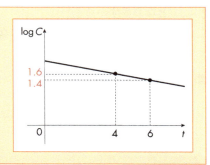

### 解答

2点 $(a, b)$、$(c, d)$ を通る直線の傾きは、$\frac{d-b}{c-a}$ で与えられます。

よって、

直線の傾きは、$\frac{1.4-1.6}{6-4}=-0.1$ となります。

したがって、

$-\frac{k}{2.303}=-0.1$ となり、

$k=0.2303$ が得られます。

また、

$\log C = -0.1t+\log C_0$ となり、

点 $(4, 1.6)$ を通るので、$t=4$、$\log C=1.6$ を代入して、

$1.6=-0.1\times 4+\log C_0$ を得ます。

よって、$\log C_0 = 1.6+0.4 = 2.0$

したがって、$C_0 = 10^2 = 100$ となります。

**問 6-5** 次に与えられた関数のグラフが、2点 A、B を通るとき、$C_0$ と $k$ の値を求めなさい。ただし、$\log 2 = 0.3$ とする。

(1) $\log C = -\dfrac{kt}{2.303} + \log C_0$ 横軸 $t$ 軸、縦軸 $\log C$ 軸において、A(2, 1.9)、B(5, 1.3) を通る。

(2) $\dfrac{1}{C} = kt + \dfrac{1}{C_0}$ 横軸 $t$ 軸、縦軸 $\dfrac{1}{C}$ 軸において、A(8, 4.02)、B(20, 10.02) を通る。

### 国試にチャレンジ 6-1

薬物 A の水溶液中（初濃度 40 mg/mL）での分解過程について、時間（h）に対して濃度 $C$（mg/mL）の常用対数値をプロットしたところ、右のグラフのようになった。次の(a)から(d)の設問に答えなさい。

(a) この分解の反応次数を答えなさい。
(b) この反応速度定数 $k_1$ を求めなさい。
(c) この反応の半減期 $t_{1/2}$ を求めなさい。
(d) 反応開始から、薬物 A の約 99 % が分解することが予測される時間 $t$ を求めなさい。

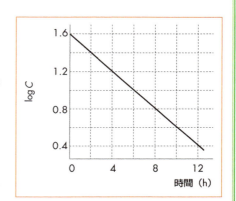

(第 91 回薬剤師国家試験問 165 一部改変)

### 国試にチャレンジ 6-2

水溶液中において、薬物 X は 0 次反応速度式にしたがい、薬物 Y は 1 次反応速度式にしたがい分解する。濃度 $C_0$ の薬物 X および Y それぞれの水溶液を調製して、一定条件下で保存したところ、3 か月後に薬物 X および Y の濃度はそれぞれ、$\dfrac{5}{8}C_0$、$\dfrac{1}{2}C_0$ になった。両薬物の濃度が等しくなるのは溶液調製何ヶ月後か、計算過程を示して求めなさい。

(第 96 回薬剤師国家試験問 166 一部改変)

# 第7章

# 微分

## 7.1 定義と微分係数

**関数 $y=f(x)$ の $x=a$ における微分係数**

$$f'(a) = \lim_{h \to 0} \frac{f(a+h)-f(a)}{h}$$

**関数 $y=f(x)$ の導関数**

$$f'(x) = \lim_{h \to 0} \frac{f(x+h)-f(x)}{h}$$

**基本公式**

(1) $y = kf(x)+lg(x)$ のとき、
  $y' = kf'(x)+lg'(x)$ （$k$、$l$ は実数）

(2) $(x^\alpha)' = \alpha x^{\alpha-1}$ （$\alpha$ は実数）

(3) $(c)' = 0$ （$c$ は定数）

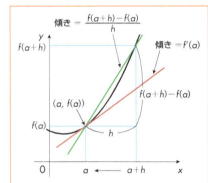

$f'(a)$ は関数 $y=f(x)$ の $x=a$ における変化率を表し、グラフ上の点 $(a, f(a))$ における接線の傾きを与えます。

---

**例題 7-1** $f(x) = 3x^2 - 2x$ のとき、次の問に答えなさい。

(1) $f(1)$、$f(a)$、$f(a+h)$ を求めなさい。

(2) 導関数 $f'(x)$ を定義に基づいて求めなさい。

**解答**

(1) $f(1) = 3 \times 1^2 - 2 \times 1 = 1$ 　　[$x$ の代わりに $1$ を代入]

$f(a) = 3a^2 - 2a$ 　　[$x$ の代わりに $a$ を代入]

$f(a+h) = 3(a+h)^2 - 2(a+h) = 3a^2 + 6ah + 3h^2 - 2a - 2h$ 　　[$x$ の代わりに $(a+h)$ を代入]

(2) $f'(x) = \lim_{h \to 0} \dfrac{f(x+h)-f(x)}{h}$

$\qquad = \lim_{h \to 0} \dfrac{3(x+h)^2-2(x+h)-(3x^2-2x)}{h}$

$\qquad = \lim_{h \to 0} \dfrac{3x^2+6xh+3h^2-2x-2h-3x^2+2x}{h}$

$\qquad = \lim_{h \to 0} \dfrac{h(6x-2+3h)}{h}$ ────必ず $h$ を約分

$\qquad = 6x-2$

**問 7-1**　$f(x)=2x^2+4$ のとき、次の問に答えなさい。

(1)　$f(-1)$、$f(2+h)$、$f(x+h)$ を求めなさい。

(2)　導関数 $f'(x)$ を定義に基づいて求めなさい。

---

**例題 7-2**　次の関数を微分しなさい。（答えは問題と同じ形式で答えること）

(1)　$y=\dfrac{5}{6}x^{-2}+2x^{-3}$ 　　　(2)　$y=-\dfrac{2}{5}x^{-\frac{3}{4}}$ 　　　(3)　$y=\sqrt{x}$ 　　　(4)　$y=\dfrac{1}{3\sqrt[3]{x^2}}$

---

**解答**

指数をかけて 1 を引く $(x^\alpha)'=\alpha x^{\alpha-1}$

(1)　$y'=\dfrac{5}{6}\times(-2)x^{2-1}+2\times(-3)x^{3-1}=-\dfrac{5}{3}x^{-3}-6x^{-4}$

(2)　$y'=-\dfrac{2}{5}\times\left(-\dfrac{3}{4}\right)x^{-\frac{3}{4}-1}=\dfrac{3}{10}x^{-\frac{7}{4}}$

(3)　$y=x^{\frac{1}{2}}$ より、

$\qquad y'=\dfrac{1}{2}x^{\frac{1}{2}-1}=\dfrac{1}{2}x^{-\frac{1}{2}}=\dfrac{1}{2x^{\frac{1}{2}}}=\dfrac{1}{2\sqrt{x}}$ 　　　$\boxed{\sqrt[p]{x^q}=x^{\frac{q}{p}},\ x^{-\alpha}=\dfrac{1}{x^\alpha}}$

(4)　$y=\dfrac{1}{3x^{\frac{2}{3}}}=\dfrac{1}{3}\times x^{-\frac{2}{3}}$ より、

$\qquad y'=\dfrac{1}{3}\times\left(-\dfrac{2}{3}\right)x^{-\frac{2}{3}-1}=-\dfrac{2}{9}x^{-\frac{5}{3}}=-\dfrac{2}{9x^{\frac{5}{3}}}=-\dfrac{2}{9\sqrt[3]{x^5}}$

---

**問 7-2-1**　次の関数を微分しなさい。（答えは問題と同じ形式で答えること）

(1)　$y=-4x^3$ 　　　(2)　$y=3x^{-2}$ 　　　(3)　$y=2x^{\frac{1}{2}}$

(4)　$y=-3x^{-\frac{4}{3}}$ 　　　(5)　$y=-\dfrac{2}{3x^3}$ 　　　(6)　$y=\dfrac{3x^3-2x+5}{x^2}$

---

**問 7-2-2**　次の関数を微分しなさい。（答えは問題と同じ形式で答えること）

(1)　$y=\sqrt{x^3}$ 　　　(2)　$y=\dfrac{4}{\sqrt[3]{x^2}}$ 　　　(3)　$y=-\dfrac{1}{x\sqrt{x}}$

7.1　定義と微分係数

(4)　$y = 2\sqrt{x^3} - 6\sqrt[3]{x^2} + 4\sqrt{x}$　　　　(5)　$y = 4\sqrt[3]{x^4} + \dfrac{2}{\sqrt{x}}$

## 7.2　積、商、合成、逆関数の導関数

| | | |
|---|---|---|
| **積の微分公式** | $\{f(x)g(x)\}' = f'(x)g(x) + f(x)g'(x)$ | １つずつ微分した和 |
| **商の微分公式** | $\left\{\dfrac{f(x)}{g(x)}\right\}' = \dfrac{f'(x)g(x) - f(x)g'(x)}{\{g(x)\}^2}$ | 分子から微分する |

**合成関数の微分**　$y = g(u)$　$u = f(x)$ のとき、$y' = g'(f(x))f'(x)$

$$\frac{dy}{dx} = \frac{dy}{du} \cdot \frac{du}{dx}$$

**逆関数の微分**　$y = f(x)$ の逆関数 $x = f^{-1}(y)$ が存在し、$f'(x) \neq 0$ であれば、

$$f^{-1\prime}(y) = \frac{1}{f'(x)}$$

$$\frac{dx}{dy} = \frac{1}{\dfrac{dy}{dx}}$$

---

**例題 7-3**　次の関数を微分しなさい。

(1)　$y = (2x+1)(x^2-1)$　　(2)　$y = \dfrac{x+1}{3x-2}$

(3)　$y = (x^2+3x)^4$　　(4)　$y = \sqrt{3x+2}$

---

**解答**

(1)　$y' = (2x+1)'(x^2-1) + (2x+1)(x^2-1)'$

　　　$= 2(x^2-1) + (2x+1)2x = 6x^2 + 2x - 2$

(2)　$y' = \dfrac{(x+1)'(3x-2) - (x+1)(3x-2)'}{(3x-2)^2} = \dfrac{1 \times (3x-2) - (x+1) \times 3}{(3x-2)^2} = -\dfrac{5}{(3x-2)^2}$

(3)　$u = x^2+3x$ とおくと、

　　　$y = u^4$ となります。

$\dfrac{dy}{du} = 4u^{4-1} = 4u^3$、$\dfrac{du}{dx} = 2x+3$ から、

　　　$y' = \dfrac{dy}{du} \cdot \dfrac{du}{dx} = 4u^3(2x+3) = 4(x^2+3x)^3(2x+3) = 4(2x+3)(x^2+3x)^3$

$u$ と置き換えることで微分の公式が使えるように置き換える $x$ の式を定めればよい。

(4)　$u = 3x+2$ とおくと、

　　　$y = u^{\frac{1}{2}}$　━━━━━　$\boxed{u = 3x+2 \text{ とおけば、} y = u^{\frac{1}{2}} \text{ となって公式が使えます}}$

　　　$y' = \dfrac{dy}{du} \cdot \dfrac{du}{dx} = \dfrac{1}{2}u^{\frac{1}{2}-1} \times 3 = \dfrac{3}{2}u^{-\frac{1}{2}} = \dfrac{3}{2}(3x+2)^{-\frac{1}{2}} = \dfrac{3}{2(3x+2)^{\frac{1}{2}}} = \dfrac{3}{2\sqrt{3x+2}}$

**問 7-3-1**　次の関数を微分しなさい。

(1)　$y = (2x+5)(x-2)$　　　(2)　$y = (x^2+1)(2x^2-2x+1)$

(3)　$y = \dfrac{3x-1}{2x+3}$　　(4)　$y = \dfrac{2}{x^2+x+1}$　　(5)　$y = \dfrac{x^2-1}{x^2+1}$

**問 7-3-2**　次の関数を微分しなさい。

(1)　$y = (x^2+2x+2)^3$　　(2)　$y = \dfrac{1}{(4x+3)^2}$　　(3)　$y = \sqrt{2x-5}$

(4)　$y = -2\sqrt[3]{(x^2-x+1)^2}$　　　(5)　$y = -\dfrac{3}{2\sqrt{5x+2}}$

---

合成関数の微分法から次の公式が導かれます。

(1)　$\left(x^\alpha\right)' = \alpha x^{\alpha-1}$

(2)　$\left\{(ax+b)^\alpha\right\}' = a\alpha(ax+b)^{\alpha-1}$

(3)　$\left\{(f(x))^\alpha\right\}' = \alpha f'(x)(f(x))^{\alpha-1}$

---

(1)はすでに学んでいる公式ですが、(1)を基本に(3)までをセットで覚えると良いでしょう。

(3)の微分は、$y = (f(x))^\alpha$ において、$y = u^\alpha$ と $u = f(x)$ の合成関数の微分法を使います。

$\dfrac{dy}{du} = \alpha u^{\alpha-1}$、$\dfrac{du}{dx} = f'(x)$ となりますから、

$$\frac{dy}{dx} = \frac{dy}{du}\cdot\frac{du}{dx} = \alpha u^{\alpha-1}f'(x) = \alpha(f(x))^{\alpha-1}f'(x) = \alpha f'(x)(f(x))^{\alpha-1}$$

となります。

このとき、$f'(x)$ をかけるのを忘れることが多いので気を付けましょう。

(2)は(3)で $f(x) = ax+b$ とおけば、$f'(x) = a$ となることから得られます。

薬学を学ぶ過程で微分をするときは、例題 7-3 (3) (4) のように、わざわざ $u$ と置かずに、この公式を使って微分することが多いので、この公式を習得することをお勧めします。

---

**例題 7-4**　次の関数を微分しなさい。

(1)　$y = (5x+1)^{-2}$　　(2)　$y = \sqrt{x^2+1}$　　(3)　$y = -\dfrac{1}{2\sqrt[3]{(2x^2+x+3)^2}}$

**解答**

$$\left\{(ax+b)^\alpha\right\}' = a\alpha(ax+b)^{\alpha-1}$$

(1)　$y' = 5\times(-2)(5x+1)^{-2-1} = -10(5x+1)^{-3}$

---

7.2　積、商、合成、逆関数の導関数　　65

(2) $y = (x^2+1)^{\frac{1}{2}}$

$$y' = \frac{1}{2}(x^2+1)'(x^2+1)^{\frac{1}{2}-1} = \frac{1}{2} \times 2x(x^2+1)^{-\frac{1}{2}} = \frac{x}{(x^2+1)^{\frac{1}{2}}} = \frac{x}{\sqrt{x^2+1}}$$

$$\boxed{\{(f(x))^\alpha\}' = \alpha f'(x)(f(x))^{\alpha-1}}$$

(3) $y = -\dfrac{1}{2(2x^2+x+3)^{\frac{2}{3}}} = -\dfrac{1}{2}(2x^2+x+3)^{-\frac{2}{3}}$

$\boxed{\text{2 は分子にあがりません}}$

$$y' = -\frac{1}{2} \times \left(-\frac{2}{3}\right)(2x^2+x+3)'(2x^2+x+3)^{-\frac{2}{3}-1}$$

$$\boxed{\{(f(x))^\alpha\}' = \alpha f'(x)(f(x))^{\alpha-1}}$$

$$= \frac{1}{3}(4x+1)(2x^2+x+3)^{-\frac{5}{3}} = \frac{4x+1}{3(2x^2+x+3)^{\frac{5}{3}}} = \frac{4x+1}{3\sqrt[3]{(2x^2+x+3)^5}}$$

**問 7-4-1** 次の関数を微分しなさい。(答えは問題と同じ形式で答えること)

(1) $y = (4x+3)^5$  (2) $y = 2(3x+5)^{-\frac{1}{2}}$  (3) $y = \dfrac{1}{(3x+2)^3}$

(4) $y = \dfrac{2}{x+1}$  (5) $y = \sqrt[3]{1-x}$  (6) $y = \dfrac{1}{3\sqrt{5x+2}}$

**問 7-4-2** 次の関数を微分しなさい。(答えは問題と同じ形式で答えること)

(1) $y = (2x^2+1)^{-\frac{3}{2}}$  (2) $y = 4\sqrt{x^3-1}$  (3) $y = \dfrac{3}{\sqrt{x^2+1}}$

---

**例題7-5** 次の関数を微分しなさい。

(1) $y = (3x+1)^2(2x-1)^3$  (2) $y = \dfrac{(2x+3)^2}{(x-1)^3}$

---

**解答**

(1) 積の微分公式 $\{f(x)g(x)\}' = f'(x)g(x)+f(x)g'(x)$ を使います。

$$y' = \{(3x+1)^2\}'(2x-1)^3+(3x+1)^2\{(2x-1)^3\}'$$

それぞれの微分に $\{(ax+b)^\alpha\}' = a\alpha(ax+b)^{\alpha-1}$ を使い、

$$= 3 \times 2(3x+1)(2x-1)^3+(3x+1)^2 \times 2 \times 3(2x-1)^2$$

$$= 6(3x+1)(2x-1)^3+6(3x+1)^2(2x-1)^2$$

$$= 6(3x+1)(2x-1)^2\{(2x-1)+(3x+1)\}$$  $\boxed{\text{共通因数をくくり出して因数分解}}$

$$= 6(3x+1)(2x-1)^2 \times 5x$$

$$= 30x(3x+1)(2x-1)^2$$

(2) 商の微分公式 $\left\{\dfrac{f(x)}{g(x)}\right\}' = \dfrac{f'(x)g(x)-f(x)g'(x)}{\{g(x)\}^2}$ を使います。

$$y' = \frac{\{(2x+3)^2\}'(x-1)^3 - (2x+3)^2 \{(x-1)^3\}'}{(x-1)^6}$$

それぞれの微分に $\{(ax+b)^\alpha\}' = a\alpha(ax+b)^{\alpha-1}$ を使い、

$$= \frac{2 \times 2(2x+3)(x-1)^3 - (2x+3)^2 \times 1 \times 3(x-1)^2}{(x-1)^6}$$

$$= \frac{4(2x+3)(x-1)^3 - 3(2x+3)^2 (x-1)^2}{(x-1)^6}$$

$$= \frac{(2x+3)(x-1)^2 \{4(x-1) - 3(2x+3)\}}{(x-1)^6}$$

共通因数をくくり出して因数分解

$(x-1)^2$ が約分できます

$$= \frac{(2x+3)(4x-4-6x-9)}{(x-1)^4}$$

$$= -\frac{(2x+3)(2x+13)}{(x-1)^4}$$

**問 7-5** 次の関数を微分しなさい。

(1) $y = (x^2+1)^2 (2x-1)^3$ (2) $y = \frac{(x+1)^2}{x-1}$ (3) $y = \frac{(3x-2)^3}{(x+3)^2}$

## 7.3 対数、指数、反応速度

**対数関数の導関数**

(1) $(\log_a x)' = \dfrac{1}{x \ln a}$ (2) $\{\log_a (\alpha x + \beta)\}' = \dfrac{\alpha}{(\alpha x + \beta)\ln a}$

(3) $\{\log_a f(x)\}' = \dfrac{f'(x)}{f(x)\ln a}$ (4) $(\ln x)' = \dfrac{1}{x}$ (5) $\{\ln(\alpha x + \beta)\}' = \dfrac{\alpha}{\alpha x + \beta}$

(6) $\{\ln f(x)\}' = \dfrac{f'(x)}{f(x)}$

**指数関数の導関数**

(1) $(a^x)' = a^x \ln a$ (2) $(a^{\alpha x + \beta})' = \alpha a^{\alpha x + \beta} \ln a$ (3) $(a^{f(x)})' = f'(x) a^{f(x)} \ln a$

(4) $(e^x)' = e^x$ (5) $(e^{\alpha x + \beta})' = \alpha e^{\alpha x + \beta}$ (6) $(e^{f(x)})' = f'(x) e^{f(x)}$

$y = \ln f(x)$ の微分は、$u = f(x)$ とおいて、$y = \ln u$ と $u = f(x)$ の合成関数の微分法を使います。

$$\frac{dy}{du} = (\ln u)' = \frac{1}{u} = \frac{1}{f(x)}, \quad \frac{du}{dx} = f'(x) \text{ より、}$$

$$y' = \frac{dy}{du} \cdot \frac{du}{dx} = \frac{1}{f(x)} \cdot f'(x) = \frac{f'(x)}{f(x)}$$

となります。

また、$y = e^{f(x)}$ の微分は、$u = f(x)$ とおいて、$y = e^u$ と $u = f(x)$ の合成関数の微分法を使います。

$\dfrac{dy}{du} = (e^u)' = e^u = e^{f(x)}$、$\dfrac{du}{dx} = f'(x)$ より、

$$y' = \dfrac{dy}{du} \cdot \dfrac{du}{dx} = e^{f(x)} f'(x) = f'(x) e^{f(x)}$$

となります。

対数関数、指数関数ともに底が $a$ のときは、対数関数では $\ln a$ で割り、指数関数では $\ln a$ をかけます。

これで公式が成り立つことが示されましたが、$\dfrac{du}{dx} = f'(x)$ をかけることを忘れなければ、$\ln f(x)$、$e^{f(x)}$ の導関数も、$\ln x$、$e^x$ の公式になぞって求めることができます。

$(\ln x)' = \dfrac{1}{x}$ $\rightarrow$ $(\ln f(x))' = \dfrac{1}{f(x)} \cdot f'(x)$

真数の逆数　　　真数の逆数

$(e^x)' = e^x$ $\rightarrow$ $(e^{f(x)})' = e^{f(x)} f'(x)$

変わらない　　　変わらない

---

**例題 7-6** 次の関数を微分しなさい。

(1) $y = \log x$ (2) $y = \ln(4x+3)$ (3) $y = 10^x$ (4) $y = e^{-x+2}$

---

**解答**

(1) $y' = \dfrac{1}{x \ln 10}$　　$(\log_a x)' = \dfrac{1}{x \ln a}$

$\log x$ の底は $10$

(2) $y' = \dfrac{4}{4x+3}$　　$(\ln x)' = \dfrac{1}{x}$

(3) $y' = 10^x \ln 10$　　$(a^x)' = a^x \ln a$

(4) $y' = -e^{-x+2}$　　$(e^x)' = e^x$

**問 7-6-1** 次の関数を微分しなさい。

(1) $y = \log_5 x$ (2) $y = -2 \log_2 x$ (3) $y = \log x^2$

(4) $y = 2 \ln \dfrac{1}{x}$ (5) $y = 2^x$ (6) $y = 4 \times 5^x$

**問 7-6-2** 次の関数を微分しなさい。

(1) $y = \ln(2x+5)$     (2) $y = 2\log(3x-2)$     (3) $y = 5e^{2x+1}$

(4) $y = 50e^{-0.4x}$     (5) $y = 10^{-x+2}$     (6) $y = \sqrt{e^x}$

**問 7-6-3** 次の関数を微分しなさい。

(1) $y = \ln(x^2+x+1)$     (2) $y = \ln\sqrt{x^2+1}$     (3) $y = e^{-x^2+3x}$

(4) $y = \ln(e^{-x}+1)$     (5) $y = (e^x+e^{-x})^2$     (6) $y = (\ln x)^3$

---

**例題 7-7** 次の関数を微分しなさい。

(1) $y = x^2 e^{-x}$     (2) $y = \dfrac{\ln x}{x}$

---

**解答**

(1)は $x$ の 2 つの式の積になっているので積の微分公式

$$\{f(x)g(x)\}' = f'(x)g(x)+f(x)g'(x)$$

を使います。

(2)は商になっているので商の微分公式

$$\left\{\frac{f(x)}{g(x)}\right\}' = \frac{f'(x)g(x)-f(x)g'(x)}{\{g(x)\}^2}$$

を使います。

$$\boxed{(x^\alpha)' = \alpha x^{\alpha-1}} \qquad \boxed{(e^x)' = e^x}$$

(1) $y' = (x^2)'e^{-x}+x^2(e^{-x})' = 2xe^{-x}+x^2(-1)e^{-x} = x(2-x)e^{-x}$

最後は $xe^{-x}$ でくくります

$$\boxed{(\ln x)' = \frac{1}{x}}$$

(2) $y' = \dfrac{(\ln x)'x-(\ln x)(x)'}{x^2} = \dfrac{\frac{1}{x}\cdot x-\ln x\cdot 1}{x^2} = \dfrac{1-\ln x}{x^2}$

---

**問 7-7** 次の関数を微分しなさい。

(1) $y = (x+3)\ln x$     (2) $y = \dfrac{x}{\ln x}$     (3) $y = xe^{2x}$     (4) $y = \dfrac{x+1}{e^x}$

---

**反応速度**

薬物などの化合物 A が分解されて化合物 B となるとき、化合物 A の濃度 $C_A$ の減少率 $\dfrac{dC_A}{dt}$ と化合物 B の濃度 $C_B$ の増加率 $\dfrac{dC_B}{dt}$ を**反応速度**といい、

$$v = -\frac{dC_A}{dt} = \frac{dC_B}{dt}$$

が成り立ちます。

反応速度 $v$ が、化合物 A の濃度 $C_A$ の $n$ 乗に比例するとき、すなわち、

$$v = -\frac{dC_A}{dt} = kC_A{}^n \quad (k：比例定数)$$

となるとき、この反応を **$n$ 次反応**といいます。

この微分式を満たす $C_A$ と $t$ の関係式が、これまで学んできた $n$ 次反応式となります。

0 次反応 $\quad -\dfrac{dC_A}{dt} = k \qquad \rightarrow \quad C_A = -kt + C_0$

1 次反応 $\quad -\dfrac{dC_A}{dt} = kC_A \quad \rightarrow \quad C_A = C_0 e^{-kt}$

2 次反応 $\quad -\dfrac{dC_A}{dt} = kC_A{}^2 \quad \rightarrow \quad \dfrac{1}{C_A} = kt + \dfrac{1}{C_0}$

$$(C_0：初濃度)$$

---

**例題 7-8** 1 次反応式 $C_A = C_0 e^{-kt}$ を $t$ について微分し、$-\dfrac{dC_A}{dt} = kC_A$ を満たすことを示しなさい。

**解答**

$C_A = C_0 e^{-kt}$ を $t$ について微分すると、

$$\frac{dC_A}{dt} = C_0 (-kt)' e^{-kt} = -kC_0 e^{-kt}$$

ここで、$C_A = C_0 e^{-kt}$ ですから、

$$\frac{dC_A}{dt} = -kC_A$$

すなわち、$-\dfrac{dC_A}{dt} = kC_A$ となります。

**問 7-8** 次の問に答えなさい。

(1) 0 次反応式 $C_A = -kt + C_0$ を $t$ について微分し、$-\dfrac{dC_A}{dt} = k$ を満たすことを示しなさい。

(2) 2 次反応式 $\dfrac{1}{C_A} = kt + \dfrac{1}{C_0}$ を $t$ について微分し、$-\dfrac{dC_A}{dt} = kC_A{}^2$ を満たすことを示しなさい。

---

**例題 7-9** 次の関数を [ ] 内で示された文字について微分しなさい。

(1) $G = H - TS$ $[T]$ (2) $C = \dfrac{24C_0}{t + 24}$ $[t]$

70　　　第 7 章　微分

**解答**

(1) $T$ を $x$ と考え、残りの文字は定数として微分します。$S$ は $T$ の係数となります。

$$\frac{dG}{dT} = 0 - S \times 1 = -S$$

(2) $t$ を $x$ と考え、残りの文字は定数として微分します。

$$C = 24C_0\,(t+24)^{-1}$$

よって、

$$\frac{dC}{dt} = -24C_0\,(t+24)^{-2} = -\frac{24C_0}{(t+24)^2}$$

**問 7-9** 次の関数を [ ] 内で示された文字について微分しなさい。

(1) $C = 100e^{-0.02t}$ $[t]$ （2） $\alpha_{Ha} = \dfrac{1}{1+10^{pH-pKa}}$ [pH]

(3) $k = k_H\,[H^+] + k_{OH}\dfrac{K_W}{[H^+]}$ $[[H^+]]$

## 7.4 偏微分、全微分

$(x,\,y)$ が一つ決まると $z$ が一つ決まるとき、$z$ は $x$、$y$ の 2 変数の関数であるといい、

$$z = f(x,\,y)$$

と表します。以下、同様に 3 変数、4 変数…の関数を定めます。

偏微分、全微分は 2 変数の場合について記しますが、3 変数、4 変数の場合も同様です。

**偏微分**
$z = f(x,\,y)$ において、
[$x$ 軸方向の偏微分]

$$\frac{\partial z}{\partial x} = \lim_{\Delta x \to 0}\frac{f(x+\Delta x,\,y)-f(x,\,y)}{\Delta x}$$

$y$ を定数として、$x$ について微分します。
[$y$ 軸方向の偏微分]

$$\frac{\partial z}{\partial y} = \lim_{\Delta y \to 0}\frac{f(x,\,y+\Delta y)-f(x,\,y)}{\Delta y}$$

$x$ を定数として、$y$ について微分します。

それぞれ、$\dfrac{\partial}{\partial x}f(x,\,y)$、$\dfrac{\partial}{\partial y}f(x,\,y)$ や $f_x\,(x,\,y)$、$f_y\,(x,\,y)$ とも表します。

$\partial$ はデル、ラウンドディーなどと読む数学記号です。1 変数では、微分の記号は $\dfrac{dy}{dx}$ でしたが、偏微分では $d$ のかわりに $\partial$ を使います。

**全微分**

$z = f(x, y)$ において、$\Delta z = f(x+\Delta x, y+\Delta y) - f(x, y)$ としたとき、

$$\lim_{\sqrt{\Delta x^2 + \Delta y^2} \to 0} \frac{\Delta z - \{f_x(x, y)\Delta x + f_y(x, y)\Delta y\}}{\sqrt{\Delta x^2 + \Delta y^2}} = 0$$

が成り立つとき、**全微分可能**であるといい、

これを $dz = f_x(x, y)dx + f_y(x, y)dy$ で表し、**全微分**といいます。

全微分は、$x$、$y$ がそれぞれ $dx$、$dy$ 微小変化したときの $z$ の微小変化を表します。

また、$\Delta x \fallingdotseq 0$、$\Delta y \fallingdotseq 0$ で、$(x, y)$ が $(a, b) \to (a+\Delta x, y+\Delta y)$ と微小変化したとき、$z$ の微小変化量 $\Delta z$ は、

$$\Delta z \fallingdotseq f_x(a, b)\Delta x + f_y(a, b)\Delta y$$

で求めることができます。

---

**例題 7-10** 次の関数について、$x$、$y$ それぞれについての偏微分、全微分を求めなさい。

(1) $z = 2x^2 y$ (2) $z = xe^{x+y}$

**解答**

(1) $\dfrac{\partial z}{\partial x} = 2 \times (2x)y = 4xy$

$\dfrac{\partial z}{\partial y} = 2x^2 \times 1 = 2x^2$

$dz = f_x(x, y)dx + f_y(x, y)dy$ より、

$dz = 4xy\,dx + 2x^2\,dy$

(2) $\dfrac{\partial z}{\partial x} = \underbrace{(x)'e^{x+y} + x(e^{x+y})'}_{\text{積の微分公式}} = 1 \times e^{x+y} + x\underbrace{(x+y)'e^{x+y}}_{x \text{について偏微分}}$

$= e^{x+y} + x \times 1 \times e^{x+y} = (x+1)e^{x+y}$

$\dfrac{\partial z}{\partial y} = x\underbrace{(x+y)'}_{y\text{について偏微分}}e^{x+y} = x \times 1 \times e^{x+y} = xe^{x+y}$

$dz = (x+1)e^{x+y}dx + xe^{x+y}dy$

---

**問 7-10** 次の関数について、$x$、$y$ それぞれについての偏微分、全微分を求めなさい。

(1) $z = 3x + 4y$ (2) $z = (x+y)\ln y$

---

**例題 7-11** $z = x^2 y^{-2}$ について、$(x, y)$ が、$(1, 1) \to (0.98, 1.03)$ と微小に変化したときの $z$ の微小変化量を求めなさい。

**解答**

$f(x, y) = x^2 y^{-2}$ とおくと、

$f_x(x, y) = 2xy^{-2}$、$f_y(x, y) = -2x^2 y^{-3}$ より、

$\quad f_x(1, 1) = 2$、$f_y(1, 1) = -2$

となります。

$x$、$y$ の微小変化は、$\Delta x = 0.98 - 1 = -0.02$、$\Delta y = 1.03 - 1 = 0.03$ ですから、$z$ の微小変化を求めると、

$\quad \Delta z \fallingdotseq f_x(1, 1)\Delta x + f_y(1, 1)\Delta y = 2 \times (-0.02) - 2 \times 0.03 = -0.1$

となります。

※ 実際、$0.98^2 \times 1.03^{-2} - 1^2 \times 1^{-2} \fallingdotseq -0.095$ となり、良い近似値を与えていることが分かります。

**問 7-11** $z = \sqrt{x}\sqrt[3]{y^2}$ について、$(x, y)$ が、$(1, 8) \to (1.01, 8.06)$ と微小に変化したときの $z$ の微小変化量を求めなさい。

---

**高次導関数**

関数 $y = f(x)$ の導関数 $f'(x)$ をさらに微分したものを、$y = f(x)$ の**第 2 次導関数**といい、

$\quad y''$、$f''(x)$、$\dfrac{d^2 y}{dx^2}$

などで表します。

一般に、関数 $y = f(x)$ を $n$ 回微分して得られる関数を、$y = f(x)$ の**第 n 次導関数**といい、

$\quad y^{(n)}$、$f^{(n)}(x)$、$\dfrac{d^n y}{dx^n}$

などで表します。

---

**例題 7-12** 関数 $y = e^{2x}$ の第 2 次導関数を求めなさい。

**解答**

$y' = 2e^{2x}$ より、

$\quad y'' = 2 \times 2e^{2x} = 4e^{2x}$

**問 7-12** 次の関数の第 2 次導関数を求めなさい。

(1) $y = 4x^2 - 3x + 5$　　(2) $y = e^{-0.1x}$　　(3) $y = \ln x$　　(4) $y = \dfrac{1}{1 + 10^x}$

# 第8章

# 積分

## 8.1 不定積分、公式と計算

**不定積分**

関数 $f(x)$ に対して、微分したら $f(x)$ となる関数を $f(x)$ の **原始関数** といいます。

$f(x)$ の原始関数の一つを $F(x)$ とすると、$F(x)$ に定数 $C$ を加えた $F(x)+C$ は、$C$ がどんな値でもすべて $f(x)$ の原始関数となります。このとき、$F(x)+C$ を $f(x)$ の **不定積分** といい、

$$\int f(x)dx = F(x)+C$$

で表します。任意の定数 $C$ を **積分定数** といいます。

不定積分を求めることは微分の逆で、定義と微分の公式から次の積分の公式が導かれます。

**積分の公式**

(1) $\left(\displaystyle\int f(x)dx\right)' = f(x)$ $\qquad \displaystyle\int f'(x)dx = f(x)+C$

(2) $\displaystyle\int (kf(x)+lg(x))dx = k\int f(x)dx + l\int g(x)dx$

$\qquad$ ($k$、$l$ は実数)

(3) $\displaystyle\int x^{\alpha}dx = \frac{1}{\alpha+1}x^{\alpha+1}+C$ $\quad$ (ただし、$\alpha \neq -1$)

$\qquad \displaystyle\int kdx = kx+C$ $\quad$ ($k$ は定数)

(4) $\displaystyle\int \frac{1}{x}dx = \ln|x|+C$

(5) $\displaystyle\int e^x dx = e^x+C$ $\qquad \displaystyle\int a^x dx = \frac{a^x}{\ln a}+C$

$\qquad$ ※ $\displaystyle\int dx = \int 1dx$ で、1 が省略されています。

> **例題 8-1** 次の不定積分を求めなさい。(答えは問題と同じ形式で答えること)
>
> (1) $\displaystyle\int x^{-3}\,dx$　　　(2) $\displaystyle\int \sqrt[4]{x^3}\,dx$　　　(3) $\displaystyle\int\left(\frac{2}{x}+\frac{1}{x^2}\right)dx$　　　(4) $\displaystyle\int(10^x-3)\,dx$

**解答**

(1) $\displaystyle\int x^{-3}\,dx = \frac{1}{-3+1}x^{-3+1}+C = -\frac{1}{2}x^{-2}+C$　（$C$ は積分定数）

微分の公式では指数をそのままかけたことから、積分でもそのまま指数で割ってしまい $\dfrac{1}{-3}x^{-2}$ とする間違えが少なくありません。積分は指数に 1 を加えて割ると覚えると良いでしょう。また、1 を加えるところは暗算した方が間違えにくいようです。

(2) $\displaystyle\int \sqrt[4]{x^3}\,dx = \int x^{\frac{3}{4}}\,dx = \frac{4}{7}x^{\frac{7}{4}}+C = \frac{4}{7}\sqrt[4]{x^7}+C$　（$C$ は積分定数）　　$\boxed{\dfrac{3}{4}+1=\dfrac{7}{4}\ \text{は暗算}}$

$\boxed{\dfrac{1}{x}=x^{-1}\ \text{とせずに積分し、}\ \ln|x|}$

(3) $\displaystyle\int\left(\frac{2}{x}+\frac{1}{x^2}\right)dx = \int\left(2\times\frac{1}{x}+x^{-2}\right)dx = 2\ln|x|+\frac{1}{-1}x^{-1}+C = 2\ln|x|-\frac{1}{x}+C$

　　　　　　　　　　　　　　　　　　　　　　　　　　　　　　　（$C$ は積分定数）

(4) $\displaystyle\int(10^x-3)\,dx = \frac{10^x}{\ln 10}-3x+C$　（$C$ は積分定数）

$\boxed{\text{定数}-3\ \text{の積分は、}\ x\ \text{を付けて}\ -3x}$

**問 8-1-1**　次の不定積分を求めなさい。(答えは問題と同じ形式で答えること)

(1) $\displaystyle\int 2x^{-4}\,dx$　　　(2) $\displaystyle\int\left(x^{-\frac{1}{3}}+4\right)dx$　　　(3) $\displaystyle\int 3\sqrt{x}\,dx$

(4) $\displaystyle\int\frac{2}{3\sqrt[3]{x^4}}\,dx$　　　(5) $\displaystyle\int\sqrt{x}\left(3x+\frac{2}{x}\right)dx$

**問 8-1-2**　次の不定積分を求めなさい。

(1) $\displaystyle\int 2^x\,dx$　　　(2) $\displaystyle\int \ln 5\times 5^x\,dx$　　　(3) $\displaystyle\int\frac{1}{4x}\,dx$

(4) $\displaystyle\int\frac{9x^3-x}{3x^2}\,dx$　　　(5) $\displaystyle\int\left\{e^x-\left(\frac{1}{e}\right)^x\right\}dx$　　　(6) $\displaystyle\int\frac{3e^{2x}+2e^x}{e^x}\,dx$

**問 8-1-3**　次の不定積分を求めなさい。

(1) $\displaystyle\int dC_A$　　　(2) $\displaystyle\int\left(\frac{1}{C_A}+\frac{1}{C_A{}^2}\right)dC_A$　　　(3) $\displaystyle\int\left(-k+\frac{1}{t}\right)dt$　　　(4) $\displaystyle\int e^t\,dt$

8.1　不定積分、公式と計算

## 8.2 面積、定積分

**定積分と面積**

関数 $f(x)$ の原始関数の一つを $F(x)$ とするとき、

$$\int_a^b f(x)dx = [F(x)]_a^b = F(b) - F(a)$$

を $f(x)$ の $a$ から $b$ までの**定積分**といいます。
このとき、$a$ を**下端**、$b$ を**上端**といいます。
$a \leq x \leq b$ において、$f(x) \geq 0$ であるとき、定積分 $\int_a^b f(x)dx$ の値は、右図の斜線部の面積の値と等しくなります。

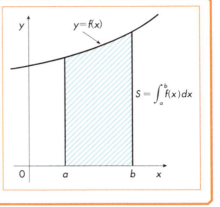

---

**例題 8-2** 次の定積分を求めなさい。

(1) $\int_{-1}^2 (x^2+x)dx$　　(2) $\int_1^4 \sqrt{x}\,dx$　　(3) $\int_3^6 \frac{1}{x}dx$

(4) $\int_{-1}^0 e^x\,dx$　　(5) $\int_1^e \frac{x-2}{x^2}dx$

**解答**

(1) $\int_{-1}^2 (x^2+x)dx = \left[\frac{1}{3}x^3 + \frac{1}{2}x^2\right]_{-1}^2 = \boxed{\frac{1}{3}\times 2^3 + \frac{1}{2}\times 2^2} - \boxed{\left\{\frac{1}{3}\times(-1)^3 + \frac{1}{2}\times(-1)^2\right\}}$

（上端の計算）　　（下端の計算）

$= \frac{8}{3} + 2 - \left(-\frac{1}{3} + \frac{1}{2}\right) = \frac{9}{3} + 2 - \frac{1}{2} = 5 - \frac{1}{2} = \frac{9}{2}$

　直ぐに通分しないで分母が共通のものどうしを先に計算します

(2) $\int_1^4 \sqrt{x}\,dx = \int_1^4 x^{\frac{1}{2}}dx = \left[\frac{2}{3}x^{\frac{3}{2}}\right]_1^4 = \left[\frac{2}{3}x\sqrt{x}\right]_1^4 = \frac{2}{3}(4\sqrt{4} - 1\sqrt{1}) = \frac{2}{3}(8-1) = \frac{14}{3}$

　$x^{\frac{3}{2}} = x^{1+\frac{1}{2}} = x^1 \cdot x^{\frac{1}{2}} = x\sqrt{x}$　見慣れた式に直します　　　$\frac{2}{3}$ をくくり出します

　$\ln M - \ln N = \ln \frac{M}{N}$

(3) $\int_3^6 \frac{1}{x}dx = [\ln x]_3^6 = \ln 6 - \ln 3 = \ln \frac{6}{3} = \ln 2$

　積分区間が正の範囲 → $\ln |x| = \ln x$

(4) $\int_{-1}^0 e^x\,dx = [e^x]_{-1}^0 = e^0 - e^{-1} = 1 - \frac{1}{e}$

(5) $\displaystyle\int_1^e \frac{x-2}{x^2}dx = \int_1^e\left(\frac{x}{x^2}-\frac{2}{x^2}\right)dx = \int_1^e\left(\frac{1}{x}-2x^{-2}\right)dx = \left[\ln x - \frac{2}{-1}x^{-1}\right]_1^e = \left[\ln x + \frac{2}{x}\right]_1^e$

$\displaystyle \qquad\qquad = \ln e + \frac{2}{e} - \left(\ln 1 + \frac{2}{1}\right) = 1 + \frac{2}{e} - 2 = \frac{2}{e} - 1$

$\boxed{\ln e = 1、\ \ln 1 = 0}$

**問 8-2** 次の定積分を求めなさい。

(1) $\displaystyle\int_{-1}^2 (3x^3 - x)dx$ 　　(2) $\displaystyle\int_1^8 \left(2\sqrt[3]{x} + \frac{1}{\sqrt[3]{x}}\right)dx$ 　　(3) $\displaystyle\int_{-1}^1 (2^x + x^2)dx$

(4) $\displaystyle\int_1^e \frac{1}{2x}dx$ 　　(5) $\displaystyle\int_2^{2e} \frac{-3x+1}{x}dx$ 　　(6) $\displaystyle\int_0^1 (\ln 2 \cdot 4^x + \ln 5 \cdot 5^x)dx$

---

**偶関数と奇関数**

関数 $f(x)$ が $f(-x) = f(x)$ を満たすとき**偶関数**といいます。このとき、区間 $-a \leqq x \leqq a$ における定積分は、区間 $0 \leqq x \leqq a$ における定積分の 2 倍となります。

　　関数 $f(x)$ が偶関数　→　$\displaystyle\int_{-a}^a f(x)dx = 2\int_0^a f(x)dx$

また、関数 $f(x)$ が $f(-x) = -f(x)$ を満たすとき**奇関数**といいます。このとき、区間 $-a \leqq x \leqq a$ における定積分は 0 となります。

　　関数 $f(x)$ が奇関数　→　$\displaystyle\int_{-a}^a f(x)dx = 0$

※ もちろん普通に定積分を計算しても同じです。積分する関数が奇関数か、偶関数の条件を満たし、積分区間が $-a \leqq x \leqq a$ であるときに限り、定積分の計算が楽になるというものです。

---

**例題 8-3** 次の定積分を求めなさい。

(1) $\displaystyle\int_{-2}^2 (x^2 + 4)dx$ 　　(2) $\displaystyle\int_{-3}^3 \frac{2x}{x^2+1}dx$

**解答**

(1) $f(x) = x^2 + 4$ とおくと、

　　　　$f(-x) = (-x)^2 + 4 = x^2 + 4 = f(x)$

　　が成り立ちます。

　　よって、$f(x)$ は偶関数で、積分区間が $-2 \leqq x \leqq 2$ より、

　　　　$\displaystyle\int_{-2}^2 (x^2 + 4)dx = 2\int_0^2 (x^2+4)dx = 2\left[\frac{1}{3}x^3 + 4x\right]_0^2 = 2\times\left(\frac{8}{3}+8-0\right) = \frac{64}{3}$

(2) $f(x) = \dfrac{2x}{x^2+1}$ とおくと、

8.2 面積、定積分　　77

$$f(-x) = \frac{2 \times (-x)}{(-x)^2 + 1} = -\frac{2x}{x^2 + 1} = -f(x)$$ が成り立ちます。

よって、$f(x)$ は奇関数で、積分区間が $-3 \leqq x \leqq 3$ より、$\displaystyle\int_{-3}^{3} \frac{2x}{x^2+1} dx = 0$

**問 8-3-1** 次の関数の中から、偶関数と奇関数を選びなさい。

(1) $f(x) = 2x^2 - 3$ (2) $f(x) = 4x^3 + 2x$ (3) $f(x) = 2(x-1)^2$

(4) $f(x) = 2^x + 2^{-x}$ (5) $f(x) = x \cdot 4^x$ (6) $f(x) = xe^{-x^2}$

(7) $f(x) = -x^2 e^{x^2}$

**問 8-3-2** 次の定積分を求めなさい。

(1) $\displaystyle\int_{-2}^{2} (x^3 + x^2 + x + 1) dx$ (2) $\displaystyle\int_{-3}^{3} (3^x + 3^{-x}) dx$ (3) $\displaystyle\int_{-1}^{1} (e^x - e^{-x}) dx$

## 8.3 置換積分

微分公式から、次の積分公式が導かれます。($C$ は積分定数)

$$\{(ax+b)^n\}' = an(ax+b)^{n-1}$$

$$\rightarrow \quad \int (ax+b)^n dx = \frac{1}{a(n+1)} (ax+b)^{n+1} + C \quad (n \neq -1)$$

$$\{\ln(ax+b)\}' = \frac{a}{ax+b} \quad \rightarrow \quad \int \frac{1}{ax+b} dx = \frac{1}{a} \ln|ax+b| + C$$

$$(e^{ax+b})' = ae^{ax+b} \quad \rightarrow \quad \int e^{ax+b} dx = \frac{1}{a} e^{ax+b} + C$$

※ 微分の際には、合成関数の微分法により、$(ax+b)' = a$ をかけますが、積分は微分の逆なので $a$ で割ります。

**例題 8-4** 次の積分を求めなさい。(答えは問題と同じ形式で答えること)

(1) $\displaystyle\int (3x-1)^{-2} dx$ (2) $\displaystyle\int_{0}^{4} \frac{1}{\sqrt{2x+1}} dx$ (3) $\displaystyle\int \frac{1}{4x-3} dx$

(4) $\displaystyle\int_{0}^{2} e^{2x} dx$

**解答**

(1) $\displaystyle\int (3x-1)^{-2} dx = \frac{1}{3 \times (-2+1)} (3x-1)^{-2+1} + C$

$$= -\frac{1}{3} (3x-1)^{-1} + C \quad (C \text{ は積分定数})$$

(2) $\displaystyle\int_0^4 \frac{1}{\sqrt{2x+1}}dx=\int_0^4 (2x+1)^{-\frac{1}{2}}dx=\left[\frac{1}{2}\times\frac{2}{1}(2x+1)^{\frac{1}{2}}\right]_0^4=\left[\sqrt{2x+1}\right]_0^4=\sqrt{9}-\sqrt{1}=2$

(3) $\displaystyle\int \frac{1}{4x-3}dx=\frac{1}{4}\ln|4x-3|+C$ （$C$ は積分定数）

(4) $\displaystyle\int_0^2 e^{2x}dx=\left[\frac{1}{2}e^{2x}\right]_0^2=\frac{1}{2}\left(e^4-e^0\right)=\frac{e^4-1}{2}$

**問 8-4-1** 次の不定積分を求めなさい。（答えは問題と同じ形式で答えること）

(1) $\displaystyle\int (3x-1)^4 dx$     (2) $\displaystyle\int (x+2)^{-\frac{2}{3}}dx$     (3) $\displaystyle\int \sqrt{5x+2}\,dx$

(4) $\displaystyle\int \frac{1}{2x-3}dx$     (5) $\displaystyle\int \frac{2}{1-x}dx$     (6) $\displaystyle\int 150e^{3t}dt$

(7) $\displaystyle\int 10e^{-0.2t}dt$     (8) $\displaystyle\int \sqrt{e^t}\,dt$     (9) $\displaystyle\int (e^x-e^{-x})^2 dx$

**問 8-4-2** 次の定積分を求めなさい。

(1) $\displaystyle\int_0^1 (2x+1)^3 dx$     (2) $\displaystyle\int_0^1 \frac{1}{\sqrt{2x+1}}dx$     (3) $\displaystyle\int_{2e}^{9e} \frac{1}{2x+3e}dx$

(4) $\displaystyle\int_{-3}^1 \frac{1}{3-2t}dt$     (5) $\displaystyle\int_0^2 200e^{-0.5t}dt$     (6) $\displaystyle\int_1^{\ln 4} \frac{e^{2x}+2}{e^x}dx$

---

**置換積分**

① $x=g(t)$ と置換したとき、

$$\int f(x)dx=\int f(g(t))g'(t)dt$$

② $t=g(x)$ と置換したとき、

$$\int f(g(x))g'(x)dx=\int f(t)dt$$

①②の式は、$x$ と $t$ を入れ替えたもので、あまり意識せずに利用します。

定積分では、$x=g(t)$ において、$a=g(\alpha)$、$b=g(\beta)$ であるとき、積分区間が変わります。

$$\int_a^b f(x)dx=\int_\alpha^\beta f(g(t))\frac{dx}{dt}dt=\int_\alpha^\beta f(g(t))g'(t)dt$$

| $x$ | $a \to b$ |
|---|---|
| $t$ | $\alpha \to \beta$ |

※ ①において、$x=g(t)$ より、$\dfrac{dx}{dt}=g'(t)$

この両辺に形式的に $dt$ をかけると、$dx=g'(t)dt$ となります。

これを①の左辺の積分の $dx$ に置き換えれば、右辺の積分が導かれます。

※ 定積分の場合、変数が $x$ から $t$ に変わる際、積分区間も変わることに注意します。

このことがよく分からず、積分区間をそのままにする間違えがよくありますので注意が必要です。

**例題 8-5** 次の不定積分を求めなさい。（答えは問題と同じ形式で答えること）

(1) $\displaystyle\int 2x(x^2+1)^{-3}dx$　　(2) $\displaystyle\int \frac{2x+1}{x^2+x+1}dx$　　(3) $\displaystyle\int(-xe^{x^2})dx$

**解答**

(1) $t=x^2+1$ とおくと、$\dfrac{dt}{dx}=2x$ より、$dt=2xdx$

よって、

$$\int \boxed{2x}(x^2+1)^{-3}\boxed{dx}=\int t^{-3}\boxed{dt}=\frac{1}{-2}t^{-2}+C=-\frac{1}{2}(x^2+1)^{-2}+C$$

（$C$ は積分定数）

$\boxed{2x \text{ と } dx \text{ を合わせて } dt \text{ に置換}}$

(2) $t=x^2+x+1$ とおくと、

$\dfrac{dt}{dx}=2x+1$ より、

$dt=(2x+1)dx$

よって、

$$\int \frac{2x+1}{x^2+x+1}dx=\int \frac{1}{t}dt=\ln|t|+C=\ln|x^2+x+1|+C=\ln(x^2+x+1)+C$$

（$C$ は積分定数）

$x^2+x+1=\left(x+\dfrac{1}{2}\right)^2+\dfrac{3}{4}>0$ が成り立つので絶対値がとれます。

(3) $t=x^2$ とおくと、

$\dfrac{dt}{dx}=2x$ より、

$\dfrac{1}{2}dt=xdx$

よって、

$$\int(-xe^{x^2})dx=-\int e^t\frac{1}{2}dt=-\frac{1}{2}e^t+C=-\frac{1}{2}e^{x^2}+C \quad （C \text{ は積分定数}）$$

**問 8-5** 次の不定積分を求めなさい。

(1) $\displaystyle\int 2x(x^2-3)^2dx$　　(2) $\displaystyle\int x^2\sqrt{x^3+1}\,dx$　　(3) $\displaystyle\int \frac{2x-1}{x^2-x+1}dx$

(4) $\displaystyle\int \frac{x^2}{x^3+1}dx$　　(5) $\displaystyle\int 2xe^{-x^2}dx$　　(6) $\displaystyle\int(x+1)e^{x^2+2x}dx$

**例題 8-6** 次の定積分を求めなさい。

(1) $\displaystyle\int_1^e \frac{(\ln x)^2}{x}dx$　　(2) $\displaystyle\int_2^3 \frac{2x}{x^2+1}dx$　　(3) $\displaystyle\int_0^1 x^2e^{x^3+1}dx$

**解答**

(1) $t = \ln x$ とおくと、

$$\frac{dt}{dx} = \frac{1}{x} \text{ より、}$$

$$dt = \frac{1}{x}dx$$

また、積分区間は

| $x$ | $1 \to e$ |
|-----|-----------|
| $t$ | $0 \to 1$ |

> $t = \ln x$ に $x=1$、$x=e$ を代入して $t$ を求めます

よって、

$$\int_1^e \frac{(\ln x)^2}{x}dx = \int_0^1 t^2\,dt = \left[\frac{1}{3}t^3\right]_0^1 = \frac{1}{3} - 0 = \frac{1}{3}$$

> 積分区間が変わる

> 不定積分のように $x$ の式に戻しません

(2) $t = x^2 + 1$ とおくと、

$$\frac{dt}{dx} = 2x \text{ より、}$$

$$dt = 2x\,dx$$

また、積分区間は

| $x$ | $2 \to 3$ |
|-----|-----------|
| $t$ | $5 \to 10$ |

> $t = x^2 + 1$ に $x=2$、$x=3$ を代入して $t$ を求めます

よって、

$$\int_2^3 \frac{2x}{x^2+1}dx = \int_5^{10} \frac{1}{t}dt = [\ln t]_5^{10} = \ln 10 - \ln 5 = \ln\frac{10}{5} = \ln 2$$

(3) $t = x^3 + 1$ とおくと、

$$\frac{dt}{dx} = 3x^2 \text{ より、}$$

$$\frac{1}{3}dt = x^2\,dx$$

また、積分区間は

| $x$ | $0 \to 1$ |
|-----|-----------|
| $t$ | $1 \to 2$ |

> $t = x^3 + 1$ に $x=0$、$x=1$ を代入して $t$ を求めます

よって、

$$\int_0^1 x^2 e^{x^3+1}dx = \int_1^2 \frac{1}{3}e^t\,dt = \frac{1}{3}[e^t]_1^2 = \frac{1}{3}(e^2 - e)$$

**問 8-6** 次の定積分を求めなさい。

(1) $\displaystyle\int_1^2 2x(x^2-1)^2\,dx$   (2) $\displaystyle\int_3^4 2x\sqrt{25-x^2}\,dx$   (3) $\displaystyle\int_0^1 \frac{3x^2}{x^3+2}\,dx$

(4) $\displaystyle\int_0^1 \frac{x^3}{2-x^4}\,dx$   (5) $\displaystyle\int_1^2 xe^{x^2}\,dx$   (6) $\displaystyle\int_0^{\ln 2} e^x(e^x-1)^3\,dx$

微分では、次の公式がありました。

$$\left(\{f(x)\}^{\alpha}\right)' = \alpha f'(x)\{f(x)\}^{\alpha-1} \qquad (\ln f(x))' = \frac{f'(x)}{f(x)} \qquad \left(e^{f(x)}\right)' = f'(x)e^{f(x)}$$

これを積分の公式に直すと、次のようになります。

$$\int f'(x)\{f(x)\}^{\alpha}\,dx = \frac{1}{\alpha+1}\{f(x)\}^{\alpha+1} + C$$

$$\int \frac{f'(x)}{f(x)}\,dx = \ln|f(x)| + C$$

$$\int f'(x)e^{f(x)}\,dx = e^{f(x)} + C \quad （C は積分定数）$$

いずれも、積分する関数に $f'(x)$ がかけてあれば、簡単に積分ができるということです。この積分は、$t = f(x)$ で置換積分することで導くことができますが、薬学に出てくる関数の積分ではわざわざ置換積分をしないで、この公式で積分します。特に役に立つので、習得することをお勧めします。

---

**例題 8-7** 次の積分を求めなさい。

(1) $\displaystyle\int_0^1 2x(x^2+1)^4\,dx$　　(2) $\displaystyle\int \frac{x}{x^2+1}\,dx$　　(3) $\displaystyle\int x^2 e^{-x^3}\,dx$

---

**解答**

(1) $\displaystyle\int_0^1 2x(x^2+1)^4\,dx = \left[\frac{1}{5}(x^2+1)^5\right]_0^1 = \frac{1}{5}\left\{(1+1)^5 - (0+1)^5\right\} = \frac{1}{5}(32-1) = \frac{31}{5}$

　　　　　　　　　　　　置換積分を使わないので積分区間はそのままにします。

　　　　$\boxed{(x^2+1)' = 2x \text{ がかけてあります}}$

　　　　　　　　$\boxed{(x^2+1)' = 2x \text{ がかけてあります}}$

(2) $\displaystyle\int \frac{x}{x^2+1}\,dx = \int \frac{1}{2} \times \frac{2x}{x^2+1}\,dx = \frac{1}{2}\int \frac{2x}{x^2+1}\,dx = \frac{1}{2}\ln(x^2+1) + C$ （C は積分定数）

　　　　　　$\boxed{(-x^3)' = -3x^2 \text{ がかけてあります}}$

(3) $\displaystyle\int x^2 e^{-x^3}\,dx = \int \frac{1}{-3} \times (-3x^2 e^{-x^3})\,dx = \frac{1}{-3}\int (-3x^2 e^{-x^3})\,dx = -\frac{1}{3}e^{-x^3} + C$

　　　　　　　　　　　　　　　　　　　　　　（C は積分定数）

※ $\displaystyle\int e^x\,dx = \frac{1}{2x}e^x + C$ とはならないので注意しましょう。これは、

$$\int e^x\,dx = \int \frac{1}{2x} \times (2xe^x)\,dx = \frac{1}{2x}\int (2xe^x)\,dx = \frac{1}{2x}e^x + C$$

の式で 2 番目の等号 = が成り立たないからで、定数の場合と違うことを確認しておきましょう。

**問 8-7** 次の積分を求めなさい。(答えは問題と同じ形式で答えること)

(1) $\displaystyle\int (4x-3)(2x^2-3x+2)^{-3}\,dx$　　(2) $\displaystyle\int_0^{\sqrt{3}} 2x\sqrt{x^2+1}\,dx$　　(3) $\displaystyle\int \frac{x+1}{x^2+2x+4}\,dx$

(4) $\displaystyle\int_0^{\ln 5} \frac{e^x}{e^x+1}\,dx$　　(5) $\displaystyle\int 3x^2 e^{x^2-1}\,dx$　　(6) $\displaystyle\int_0^1 xe^{-x^2+1}\,dx$

(7) $\displaystyle\int \frac{1}{x}(\ln x)^3\,dx$

---

**例題 8-8** 次の積分を求めなさい。

(1) $\displaystyle\int x(x-1)^3\,dx$　　(2) $\displaystyle\int_1^2 x\sqrt{x-1}\,dx$

---

**解答**

この問題は例題 8-7 の方法ではできません。置換積分を用います。

(1) ここは展開しません。

$t = x-1$ とおくと、

$\dfrac{dt}{dx} = 1$ より、

$dt = dx$

となります。

よって、

$$\int x(x-1)^3\,dx = \int (t+1)t^3\,dt$$

$t = x-1$ より、$x = t+1$

$$= \int (t^4+t^3)\,dt = \frac{1}{5}t^5 + \frac{1}{4}t^4 + C = \frac{4}{20}t^5 + \frac{5}{20}t^4 + C$$

$$= \frac{1}{20}t^4(4t+5) + C = \frac{1}{20}(x-1)^4\{4(x-1)+5\} + C$$

$$= \frac{1}{20}(4x+1)(x-1)^4 + C \quad (C\text{ は積分定数})$$

(2) $t = x-1$ とおくと、

$\dfrac{dt}{dx} = 1$ より、

$dx = dt$

また、積分区間は

| $x$ | $1 \to 2$ |
|-----|-----------|
| $t$ | $0 \to 1$ |

$t = x-1$ に $x=1$、$x=2$ を代入して $t$ を求めます

よって、

$$\int_1^2 x\sqrt{x-1}\,dx = \int_0^1 (t+1)\sqrt{t}\,dt$$

$$= \int_0^1 (t+1)t^{\frac{1}{2}}\,dt = \int_0^1 \left(t^{\frac{3}{2}} + t^{\frac{1}{2}}\right)dt = \left[\frac{2}{5}t^{\frac{5}{2}} + \frac{2}{3}t^{\frac{3}{2}}\right]_0^1$$

$$= \left[ \frac{2}{5} t^2 \sqrt{t} + \frac{2}{3} t \sqrt{t} \right]_0^1 = \frac{2}{5} + \frac{2}{3} - 0 = \frac{16}{15}$$

**問 8-8**  次の積分を求めなさい。

(1)  $\displaystyle\int x(x+2)^4 \, dx$    (2)  $\displaystyle\int_{-1}^{0} x\sqrt{x+1} \, dx$    (3)  $\displaystyle\int x\sqrt{1-x} \, dx$

## 8.4 部分積分法など薬学で扱う問題

**部分積分法**

$$\int \overset{積分}{f'(x)} \overset{原形}{g(x)} \, dx = \overset{積分}{f(x)} \overset{微分}{g(x)} - \int f(x) g'(x) \, dx$$

$$\int_a^b \overset{積分}{f'(x)} \overset{原形}{g(x)} \, dx = [\overset{積分}{f(x)} \overset{微分}{g(x)}]_a^b - \int_a^b f(x) g'(x) \, dx$$

2 つの関数の積を積分するときの公式で、一方を積分、もう一方を微分して 2 段階で積分します。

目安として、積の一方に $e^x$、$a^x$ があれば積分、$\ln x$、$\log_a x$ があれば微分にまわし、相手の関数はその逆にします。

---

**例題 8-9**  次の積分を求めなさい。

(1)  $\displaystyle\int xe^{-x} \, dx$    (2)  $\displaystyle\int \ln x \, dx$    (3)  $\displaystyle\int_0^9 x\sqrt{9-x} \, dx$

---

**解答**

(1)  目安から $e^{-x}$ を積分にまわすので、一方の $x$ は微分にまわします。

$$\int \overset{原形}{x} \overset{積分}{e^{-x}} \, dx = \overset{微分}{x}(\overset{積分}{-e^{-x}}) - \int 1 \times (-e^{-x}) \, dx = -xe^{-x} + \int e^{-x} \, dx$$

$$= -xe^{-x} - e^{-x} + C = -(x+1)e^{-x} + C \quad (C \text{ は積分定数})$$

> 積分定数は 1 つで構いません

(2)  $\displaystyle\int \ln x \, dx = \int 1 \times \ln x \, dx$

$\ln x$ を微分にまわすので、一方の 1 は積分にまわします。

$$\int \overset{積分}{1} \times \overset{原形}{\ln x} \, dx = \overset{積分}{x} \overset{微分}{\ln x} - \int x \times \frac{1}{x} \, dx = x\ln x - \int 1 \, dx = x\ln x - x + C$$

$$(C \text{ は積分定数})$$

(3) $\displaystyle\int_0^9 x\sqrt{9-x}\,dx$

$x$ を微分、$\sqrt{9-x}$ を積分にまわします。

$$\int_0^9 x\sqrt{9-x}\,dx=\int_0^9 x(9-x)^{\frac{1}{2}}\,dx$$

$$=\left[x\times\frac{1}{-1}\times\frac{2}{3}(9-x)^{\frac{3}{2}}\right]_0^9-\int_0^9 1\times\frac{1}{-1}\times\frac{2}{3}(9-x)^{\frac{3}{2}}\,dx$$

$$=0-0+\frac{2}{3}\int_0^9(9-x)^{\frac{3}{2}}\,dx=\frac{2}{3}\left[\frac{1}{-1}\times\frac{2}{5}(9-x)^{\frac{5}{2}}\right]_0^9$$

$$=-\frac{4}{15}\left[\sqrt{(9-x)^5}\right]_0^9=-\frac{4}{15}(0-\sqrt{9^5})=\frac{324}{5}$$

※ この問題は例題 8-8(2)と同様に置換積分でもできます。

**問 8-9** 次の積分を部分積分法で求めなさい。

(1) $\displaystyle\int xe^{2x}\,dx$  (2) $\displaystyle\int x\ln x\,dx$  (3) $\displaystyle\int_0^3 x(x-3)^3\,dx$  (4) $\displaystyle\int_0^1 x^2 e^x\,dx$

---

**例題 8-10** 次の不定積分を求めなさい。

$$\int\frac{2x^3+x^2-x+1}{x(x+1)}\,dx$$

---

**解答**

(分子の整式の次数) ≧ (分母の整式の次数) であるときは、まず、分母で分子を割り、商と余りを使って変形(小学校で学んだ帯分数と同じ)します。

$$\int\frac{2x^3+x^2-x+1}{x(x+1)}\,dx=\int\left\{\underset{\text{商}}{2x-1}+\underset{\text{余り}}{\frac{1}{x(x+1)}}\right\}dx$$

$$\begin{array}{r}2x-1\ \text{(商)}\\ x^2+x\,)\overline{\,2x^3+x^2-x+1}\\ \cdots\cdots\cdots\cdots\\ \hline 1\ \text{(余り)}\end{array}$$

ここで、$\dfrac{1}{x(x+1)}$ を 2 つの分数に分けます。

$\dfrac{1}{x(x+1)}=\dfrac{a}{x}+\dfrac{b}{x+1}$ とおくと、右辺を通分して、

右辺 $=\dfrac{a(x+1)}{x(x+1)}+\dfrac{xb}{x(x+1)}=\dfrac{ax+a+bx}{x(x+1)}=\dfrac{(a+b)x+a}{x(x+1)}=$ 左辺

左辺の分子が 1 ですから、$a+b=0$、$a=1$ が成り立ち、$b=-1$ も求まります。よって、

$$\int\frac{2x^3+x^2-x+1}{x(x+1)}\,dx=\int\left\{2x-1+\frac{1}{x(x+1)}\right\}dx=\int\left\{2x-1+\frac{1}{x}-\frac{1}{x+1}\right\}dx$$

$$=x^2-x+\ln|x|-\ln|x+1|+C=x^2-x+\ln\left|\frac{x}{x+1}\right|+C$$

（$C$ は積分定数）

**問 8-10-1**　次の不定積分を求めなさい。

(1)　$\displaystyle\int\frac{dx}{(x-1)(x+1)}$　　　　(2)　$\displaystyle\int\frac{2x}{(x-2)(x+2)}dx$　　　　(3)　$\displaystyle\int\frac{2x^3-x^2-3x-3}{x^2-x-2}dx$

**問 8-10-2**　次の問に答えなさい。

(1)　次の定積分を求めなさい。

①　$\displaystyle\int_0^L C_0 e^{-kt}\,dt$　　　　②　$\displaystyle\int_0^L C_0 te^{-kt}\,dt$

(2)　次の極限値を求めなさい。ただし、$\displaystyle\lim_{L\to\infty}\frac{L}{e^{kL}}=0$ は既知とする。

①　$\displaystyle\lim_{L\to\infty}\int_0^L C_0 e^{-kt}\,dt$　　　　②　$\displaystyle\lim_{L\to\infty}\int_0^L C_0 te^{-kt}\,dt$

※　①で求めた極限値は、$\displaystyle\int_0^\infty C_0 e^{-kt}\,dt$

②で求めた極限値は、$\displaystyle\int_0^\infty C_0 te^{-kt}\,dt$

で表し、それぞれ、AUC（血中薬物濃度時間曲線下面積）、AUMC（1 次モーメント曲線下面積）といいます。

すなわち、$\displaystyle \text{AUC}=\int_0^\infty C_0 e^{-kt}\,dt$、$\displaystyle \text{AUMC}=\int_0^\infty C_0 te^{-kt}\,dt$

さらに、$\displaystyle \text{MRT}=\frac{\text{AUMC}}{\text{AUC}}$ を平均滞留時間として定義しています。

## 国試にチャレンジ 8-1

下の表は、ある薬物を経口投与後経時的に測定した血漿中薬物濃度 $C_p$ に基づいて台形公式によって平均滞留時間 MRT を計算した過程を示したものである。

$$\mathrm{MRT} = \frac{\displaystyle\int_0^\infty t C_p dt}{\displaystyle\int_0^\infty C_p dt} \ \cdots\cdots\cdots(1)$$

| $t$ (h) | $C_p$ ($\mu g/mL$) | $t \cdot C_p$ ($\mu g \cdot h/mL$) | $\displaystyle\int_0^t C_p dt$ ($\mu g \cdot h/mL$) | $\displaystyle\int_0^t t \cdot C_p dt$ ($\mu g \cdot h^2/mL$) |
|---|---|---|---|---|
| 0 | 0 | 0 | 0 | 0 |
| 1 | 2.28 | 2.28 | 1.14 | 1.14 |
| 2 | 3.69 | 7.38 | 4.125 | 5.97 |
| 3 | 5.52 | 16.56 | 8.73 | 17.94 |
| 4 | 5.52 | 22.08 | 14.25 | 37.26 |
| 5 | 5.08 | 25.40 | 19.55 | 61.00 |
| 6 | 4.91 | 29.46 | 24.545 | 88.43 |
| 8 | 4.10 | 32.80 | 33.555 | 150.69 |
| 10 | 3.38 | 33.80 | 41.035 | 217.29 |
| 12 | 3.33 | 39.96 | 47.745 | 291.05 |
| 15 | 2.66 | 39.90 | 56.73 | 410.84 |
| 24 | 0.80 | 19.20 | 72.30 | 676.79 |
| 24〜∞の積分 | | | 6.722 | 217.84 |
| 0〜∞の積分 | | | 79.022 | 894.63 |

この薬物は1-コンパートメントモデルにしたがうことが知られており、静注後の消失速度定数は $0.119\,h^{-1}$ であった。表の血漿中濃度を片対数プロットしたときの終わりの直線部分の勾配から求めた速度定数もこの値に一致したので、血漿中濃度の測定を中止した 24 時間以降∞までの積分は、この速度定数を用い、式(2)、(3)によって推定した。

$$\int_T^\infty t A e^{-\lambda t} dt = \frac{A e^{-\lambda T}}{\lambda^2} + \frac{T A e^{-\lambda T}}{\lambda} \ \cdots\cdots\cdots(2)$$

$$\int_T^\infty A e^{-\lambda t} dt = \frac{A e^{-\lambda T}}{\lambda} \ \cdots\cdots\cdots(3)$$

各問に答えよ。

問1 この薬物を経口投与したときの平均滞留時間 (h) に最も近い数値は次のどれか。

  1　2  2　5  3　7  4　9  5　11

問2 この薬物を静注したときの平均滞留時間 (h) に最も近い数値は次のどれか。

  1　2  2　4  3　6  4　8  5　10

(第 75 回薬剤師国家試験問 184 〜 185)

## 第9章

# 微分方程式

## 9.1 変数分離形の微分方程式

**微分方程式**

関数 $y$、$y'$、$y''$、…、$f(x)$、$f'(x)$、$f''(x)$、… を含む等式を**微分方程式**といい、等式を満たす関数 $y = f(x)$ を**解**、解を求めことを**微分方程式を解く**といいます。

また，解に任意定数 $C$ を含むとき、その解を**一般解**といい、条件を使って $C$ を消去したものを**特殊解**、条件を**初期条件**といいます。

**変数分離形の微分方程式**

微分方程式が

$$g(y)\frac{dy}{dx} = f(x)$$

の形式に変形できるとき、**変数分離形**といいます。

**解法**

両辺を $x$ について積分します。

$$\int g(y)\frac{dy}{dx}dx = \int f(x)dx \quad \rightarrow \quad \int g(y)dy = \int f(x)dx$$

（置換積分法を用いています）

形式的には、

$$g(y)\frac{dy}{dx} = f(x) \quad \rightarrow \quad g(y)dy = f(x)dx$$

の両辺に $\int$ をつけます。

---

**例題 9-1** 次の微分方程式を解きなさい。また、初期条件 $x = 0$ のとき、$y = 2$ より特殊解を求めなさい。

(1) $\dfrac{dy}{dx} = (2x-1)y$ (2) $(x-1)y' - y = 1$

---

88 第9章 微分方程式

**解答**

(1) 両辺を $y$ で割ると、

$$\frac{1}{y} \cdot \frac{dy}{dx} = 2x - 1 \qquad ① \quad \times \div \text{を使い } x \text{ の式は右辺、} y \text{ の式は左辺へ。}$$

$$\frac{1}{y} dy = (2x - 1) dx \qquad ② \quad \text{形式的に両辺に } dx \text{ をかけます。}$$

両辺を積分して、

$$\int \frac{1}{y} dy = \int (2x - 1) dx \qquad ③ \quad \text{両辺に } \int \text{ をつけます。}$$

よって、

$$\ln|y| = x^2 - x + C \qquad ④ \quad \text{両辺の積分を求めます。} C \text{ は1つにします。}$$

> ここの変形は、$e^{\ln|y|} = e^{x^2-x+C}$ とし、左辺は、指数と対数の底が同じことから、$|y| = e^{x^2-x+C}$ となることを覚えましょう。

$$|y| = e^{x^2-x+C} = e^C e^{x^2-x} \qquad ⑤ \quad \text{この場合は指数部の } C \text{ だけを分離します。}$$

$$y = \pm e^C e^{x^2-x}$$

$\pm e^C$ を改めて $C$ と置き直し、  $\quad ⑥ \quad \pm e^C$ を改めて $C$ と置き直します。

$$y = Ce^{x^2-x} \quad (C \text{ は任意定数}) \cdots \text{一般解}$$

また、一般解に、初期条件の $x = 0$、$y = 2$ を代入すると、

$$2 = Ce^0$$

よって、$C = 2$ が得られます。
したがって、特殊解は、

$$y = 2e^{x^2-x}$$

となります。

(2) $-y$ を右辺に移項し、$y'$ を $\dfrac{dy}{dx}$ に変えると、

$$(x-1)\frac{dy}{dx} = y + 1$$

上記の手順①〜⑥を行う前に、「$\dfrac{dy}{dx}$ との積の項は左辺に、他は右辺にまとめ、それぞれ因数分解する」という手順が必要です。

両辺を $(x-1)(y+1)$ で割ると、

$$\frac{1}{y+1} \cdot \frac{dy}{dx} = \frac{1}{x-1}$$

$$\frac{1}{y+1} dy = \frac{1}{x-1} dx$$

両辺を積分して、

$$\int \frac{1}{y+1} dy = \int \frac{1}{x-1} dx$$

$\ln|y+1| = \ln|x-1| + C$ より、 ── ln の項を左辺で1つにまとめます。

$$\ln \frac{|y+1|}{|x-1|} = C$$

よって、

$$\frac{|y+1|}{|x-1|} = e^C \qquad \frac{y+1}{x-1} = \pm e^C$$

$\pm e^C$ を改めて $C$ と置き直し、$\dfrac{y+1}{x-1} = C$

よって、$y+1 = C(x-1)$

求める一般解は、

$\qquad y = C(x-1)-1$ （$C$ は任意定数）

また、一般解に初期条件の $x=0$、$y=2$ を代入すると、

$\qquad 2 = C(-1)-1$

すなわち、$C = -3$

したがって、特殊解は、

$y = -3(x-1)-1$ より、

$\qquad y = -3x+2$

となります。

**問 9-1** 次の微分方程式を解きなさい。また、初期条件が付いている微分方程式は、特殊解を求めなさい。

(1) $-\dfrac{dy}{dx} = y$ 　　(2) $\dfrac{1}{y} \cdot \dfrac{dy}{dx} = -3x^2$ 　　(3) $2y \cdot \dfrac{dy}{dx} = x$

(4) $\dfrac{dy}{dx} = \dfrac{y^2}{x^2}$ 　　(5) $\dfrac{1}{x(y+2)} \cdot \dfrac{dy}{dx} = -2$ 　　(6) $(x+1)\dfrac{dy}{dx} = 2-y$

(7) $-\dfrac{dy}{dx} = 3y^2$ 　（$x=0$ のとき、$y=1$）

(8) $y'-3y = -2xy$ 　（$x=1$ のとき、$y=3e^2$）

---

**例題 9-2** 固体医薬品の溶解は、表面積が一定のとき、次の式にしたがって進む。

$$\frac{dC}{dt} = kS(C_s-C)$$

ただし、$\dfrac{dC}{dt}$：溶解速度、$k$：見かけの溶解速度、$S$：固体医薬品の表面積、

$C_s$：医薬品の溶解度、$C$：溶液の濃度　とする。

この微分方程式を解き $\ln(C_s-C) = -kSt + \ln\dfrac{3}{4}C_s$ を導きなさい。ただし、$t=0$ の

とき、$C = \dfrac{C_s}{4}$ とする。

---

**解答**

微分方程式から、両辺に $dt$ をかけ、$(C_s-C)$ で割り、

$\qquad \dfrac{1}{C_s-C}dC = kSdt$

両辺を積分すると、

90　　第 9 章　微分方程式

$$\int \frac{1}{C_S - C} dC = \int kSdt \quad\longrightarrow\quad \boxed{\int \frac{1}{ax+b} dx = \frac{1}{a} \ln |ax+b| + c}$$

$C_S \geqq C$ が成り立つので、

$$\frac{1}{-1} \ln(C_S - C) = kSt + c \quad (c \text{ は任意定数})$$

よって、$\ln(C_S - C) = -kSt - c$ ………①

$t = 0$ のとき、$C = \dfrac{C_S}{4}$ を代入すると、

$$\ln \frac{3}{4} C_S = 0 - c = -c$$

よって、$c = -\ln \dfrac{3}{4} C_s$

これを①式に代入して、

$$\ln(C_S - C) = -kSt + \ln \frac{3}{4} C_S$$

が得られます。

**問 9-2** 粘性抵抗を受けて落下する質量 $m$ の物体の運動方程式は、$F = ma = mg - kv$

ただし、$a$ は物体の加速度、$g$ は重力加速度、$v$ は落下速度、$k$ は比例定数とする。

ここで、$a = \dfrac{dv}{dt}$ を代入すると、$m\dfrac{dv}{dt} = mg - kv$ が成り立つ。

この微分方程式を解き、初期条件 $t = 0$ のとき、$v = 0$ のもとで $v$ を求めなさい。

## 9.2　1階線形微分方程式、身近な微分方程式

**1階線形微分方程式**

与えられた微分方程式を変形して、

$$y' + P(x)y = Q(x)$$

の形に変形できるとき、この微分方程式を **1階線形微分方程式**といいます。

この方程式の一般解は、次の式で求められます。

$$y = e^{-\int P(x)dx} \left\{ \int Q(x) e^{\int P(x)dx} dx + C \right\}$$

※ この解の公式は指数部に積分が入り極めて難解にみえますが、実際には、

$F(x) = \displaystyle\int P(x)dx$ から、$e^{F(x)}$ を求め、$e^{-F(x)} = \dfrac{1}{e^{F(x)}}$ とあわせて代入すると、やさしくなります。

積分定数は最初から付いているので、解法途中の不定積分の計算では付けないことに注意します。

> **例題 9-3**　次の微分方程式について(1)は一般解を、(2)は初期条件に対する特殊解を求めなさい。
>
> (1)　$y' + y = 1$　　　(2)　$xy' + y = 2x$　（$x = 1$ のとき、$y = 3$）

**解答**

(1)　$F(x) = \displaystyle\int P(x)dx = \int 1dx = x$ より、

$e^{F(x)} = e^x$、$e^{-F(x)} = \dfrac{1}{e^{F(x)}} = \dfrac{1}{e^x}$ が得られます。

したがって、

$y = \dfrac{1}{e^x}\left\{\displaystyle\int 1 \times e^x dx + C\right\} = \dfrac{1}{e^x}\{e^x + C\} = 1 + \dfrac{C}{e^x}$　　（$C$ は任意定数）

(2)　両辺を $x$ で割って、標準形に直すと、

$y' + \dfrac{1}{x}y = 2$ となります。

$F(x) = \displaystyle\int \dfrac{1}{x}dx = \ln x$ より、

$e^{F(x)} = e^{\ln x} = x$、$e^{-F(x)} = \dfrac{1}{x}$ が得られます。

したがって、

$y = \dfrac{1}{x}\left\{\displaystyle\int 2x dx + C\right\} = \dfrac{1}{x}\{x^2 + C\} = x + \dfrac{C}{x}$　　（$C$ は任意定数）

これに初期条件 $x = 1$、$y = 3$ を代入すると、

$3 = 1 + \dfrac{C}{1}$

よって、$C = 2$

求める特殊解は、

$y = x + \dfrac{2}{x}$

となります。

**（別解）**

公式では、$y' + P(x)y = Q(x)$ において、

$F(x) = \displaystyle\int P(x)dx$ より、

$e^{F(x)}$ を方程式の両辺にかけ、

$e^{F(x)}y' + P(x)e^{F(x)}y = Q(x)e^{F(x)}$ ……… ①

を得ます。

ここで、$F'(x) = P(x)$ ですから、

$\left(e^{F(x)}\right)' = F'(x)e^{F(x)} = P(x)e^{F(x)}$

となります。

したがって、

$$①式の左辺 = e^{F(x)}y' + \left(e^{F(x)}\right)'y = \left(e^{F(x)}y\right)' \quad\text{——}\quad\boxed{積の微分公式です}$$

よって、①式は、

$$\left(e^{F(x)}y\right)' = Q(x)e^{F(x)} \cdots\cdots\cdots ②$$

となり、両辺を積分すると、

$$\int \left(e^{F(x)}y\right)' dx = \int Q(x)e^{F(x)} dx \quad\text{——}\quad\boxed{\int (e^x y)' dx = e^x y}$$

よって、$e^{F(x)}y = \displaystyle\int Q(x)e^{F(x)} dx + C$

両辺を $e^{F(x)}$ で割れば、

$$y = \frac{1}{e^{F(x)}}\left\{\int Q(x)e^{F(x)} dx + C\right\}$$

となります。

これは、公式の証明でもありますが、どの式も②式に変形できるので、この式から積分して解を求めることができます。

実際に例題 9-3（1）の $y' + 1y = 1$ を解いてみると、

$$F(x) = \int P(x)dx = \int 1 dx = x \text{ より、}$$

$$e^{F(x)} = e^x \qquad\boxed{ここまでは例題の解法と同じ}$$

したがって、

$$\left(e^x y\right)' = 1 \times e^x \quad\leftarrow\text{②式 } \left(e^{F(x)}y\right)' = Q(x)e^{F(x)} \text{ に代入}$$

両辺を積分して、

$$e^x y = \int e^x dx = e^x + C \quad\text{——}\quad\boxed{\int (e^x y)' dx = e^x y}$$

すなわち、

$$y = 1 + \frac{C}{e^x} \quad\text{——}\quad\boxed{両辺を } e^x \text{ で割る}$$

**問 9-3-1** 次の微分方程式を解きなさい。初期条件が付いているものは特殊解を求めなさい。

(1) $y' + 2y = 3e^x + e^{-x}$ 　　(2) $xy' - y = 2x^3$ $(x = 1、y = 3)$

(3) $y' + 2xy = 2x$ 　　(4) $y' - 4y = 8$ $(x = 0、y = 0)$

**問 9-3-2** 1次反応式で分解される薬物を投与速度 $k_0$ で投与すると、体内薬物量を $X$、投与時間を $t$、消失速度定数を $k_e$ として、次の微分方程式が成り立つ。

$$\frac{dX}{dt} = k_0 - k_e X$$

この微分方程式を、初期条件 $t = 0$ のとき、$X = 0$ のもとで解きなさい。

9.2　1階線形微分方程式、身近な微分方程式　　93

### 国試にチャレンジ 9-1

図1は吸収過程のある線形1-コンパートメントモデルを示す。$X_a$ は吸収部位に存在する薬物量、$X$ は体内コンパートメント中の薬物量、$X_e$ は消失した薬物量、$k_a$ は吸収速度定数、$k_e$ は消失速度定数である。体内動態がこのモデルに従う薬物を経口投与した際の血中濃度時間曲線を図2に示す。投与量が 100 mg、$k_a$ が $0.5\,\text{h}^{-1}$、$k_e$ が $0.1\,\text{h}^{-1}$ のとき、次の記述のうち、正しいものの組合せはどれか。ただし、吸収率は 100 % であり、分布容積は一定とする。また、A 点は吸収開始時刻を、B 点は最高血中濃度に到達した時刻を示す。

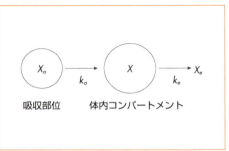

図1

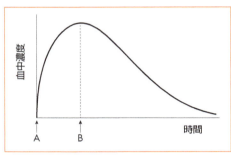

図2

a A 点における体内からの薬物の消失速度は 0 mg/h である。
b 投与量を2倍にすると、B 点は右に移動する。
c B 点において、$X_a = X$ の関係が成り立つ。
d $k_a$ が2倍になると、血中濃度時間曲線下面積は2倍になる。
e $k_e$ が2倍になると、血中濃度時間曲線下面積は 1/2 になる。

1 (a、b)   2 (a、e)   3 (b、c)   4 (c、d)   5 (d、e)

(第 94 回薬剤師国家試験問題問 160)

### 国試にチャレンジ 9-2

図1および図2はある薬物の経口投与後の血中濃度時間曲線である。薬物動態に関するパラメータを1つだけ変化させて得られた3つの曲線を示す。変化に関する記述のうち、正しいものの組合せはどれか。ただし、吸収および消失は線形1-コンパートメントモデルにしたがい、吸収速度定数は消失速度定数に比べ大きく、図Bは図Aの縦軸を対数目盛りにしたものである。

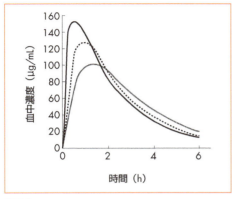

図1A

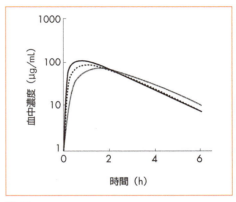

図1B

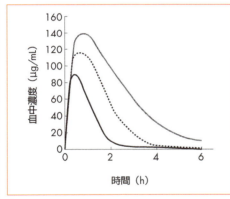

図2A

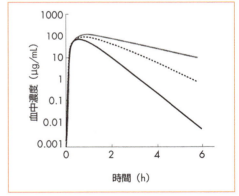

図2B

a　図1は投与量を変化させたものである。
b　図1は分布容積を変化させたものである。
c　図1は吸収速度定数を変化させたものである。
d　図2は投与量を変化させたものである。
e　図2はクリアランスを変化させたものである。

1　(a、d)　　2　(a、e)　　3　(b、d)　　4　(b、e)　　5　(c、d)　　6　(c、e)

(第96回薬剤師国家試験問題問158)

### 国試にチャレンジ 9-3

下図は、ある薬物を患者に 100 mg/h の速度で定速静注したときの血漿中濃度時間曲線である。この薬物の患者における分布容積 (L) として、最も近い値はどれか。ただし、この薬物の消失は線形 1-コンパートメントモデルにしたがう。

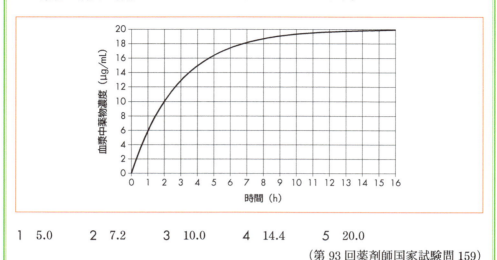

1　5.0　　　2　7.2　　　3　10.0　　　4　14.4　　　5　20.0

(第 93 回薬剤師国家試験問 159)

## 9.3　微分方程式の薬学への応用

| | 微分型速度式 | 積分型速度式 | 半減期 $t_{1/2}$ と初濃度 $C_0$ との関係 | |
|---|---|---|---|---|
| 0 次反応 | $-\dfrac{dC}{dt} = k$ | $C = -kt + C_0$ | $t_{1/2} = \dfrac{C_0}{2k}$ | 正比例 |
| 1 次反応 | $-\dfrac{dC}{dt} = kC$ | $\ln C = -kt + \ln C_0$ | $t_{1/2} = \dfrac{\ln 2}{k}$ | 定数 |
| 2 次反応 | $-\dfrac{dC}{dt} = kC^2$ | $\dfrac{1}{C} = kt + \dfrac{1}{C_0}$ | $t_{1/2} = \dfrac{1}{kC_0}$ | 反比例 |

**例題 9-4**　1 次反応について次の問に答えなさい。

(1) 微分型速度式 $-\dfrac{dC}{dt} = kC$ を解き、積分型速度式 $\ln C = \ln C_0 - kt$ を導きなさい。
ただし、$t = 0$ のとき、$C = C_0$（初濃度）とする。

(2) 縦軸に $\ln C$ 軸、横軸に $t$ 軸をとって、積分型速度式により、投与後の薬物濃度をグラフで示しなさい。

(3) 積分型速度式から半減期 $t_{1/2}$ と $k$ との関係式を導きなさい。

(4) 半減期と初濃度の関係式から、$C = C_0 \left(\dfrac{1}{2}\right)^{\frac{t}{t_{1/2}}}$ となることを導きなさい。

(1) 微分型速度式は変数分離形の微分方程式として解きます。

両辺に $dt$ をかけ、$-C$ で割り、$\dfrac{1}{C}dC = -kdt$ を得ます。

両辺を積分して、
$$\int \frac{1}{C}dC = \int (-k)dt$$

よって、$\ln C = -kt + c$ （$c$ は任意定数）

$t = 0$ のとき、$C = C_0$（初濃度）ですから、
$$\ln C_0 = -k \times 0 + c$$

すなわち、$c = \ln C_0$

よって、
$$\ln C = -kt + \ln C_0$$

となります。

(2) $\ln C = -kt + \ln C_0$ は $t$ についての1次関数で、グラフは直線となります。

傾き $-k$ で、縦軸との切片は $\ln C_0$ となるので、グラフは右図のようになります。

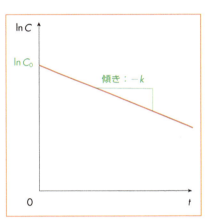

(3) $t = t_{1/2}$ のとき、$C = \dfrac{C_0}{2}$ ですから、

速度式に代入して、$\ln \dfrac{C_0}{2} = -kt_{1/2} + \ln C_0$

よって、
$$kt_{1/2} = \ln C_0 - \ln \frac{C_0}{2} = \ln\left(C_0 \times \frac{2}{C_0}\right) = \ln 2$$

したがって、
$$t_{1/2} = \frac{\ln 2}{k}$$

となります。

(4) $t_{1/2} = \dfrac{\ln 2}{k}$ より、$k = \dfrac{\ln 2}{t_{1/2}}$

これを速度式 $\ln C = -kt + \ln C_0$ に代入して、
$$\ln C = -\frac{t}{t_{1/2}}\ln 2 + \ln C_0 = \ln 2^{-\frac{t}{t_{1/2}}} + \ln C_0$$
$$= \ln 2^{-\frac{t}{t_{1/2}}} \cdot C_0 = \ln C_0 \cdot (2^{-1})^{\frac{t}{t_{1/2}}} = \ln C_0 \left(\frac{1}{2}\right)^{\frac{t}{t_{1/2}}}$$

したがって、
$$C = C_0 \left(\frac{1}{2}\right)^{\frac{t}{t_{1/2}}}$$

となります。

**問 9-4-1** 0次反応式について，次の問に答えなさい。

(1) 微分型速度式 $-\dfrac{dC}{dt} = k$ を解き、積分型速度式 $C = -kt + C_0$ を導きなさい。ただし、$t = 0$ のとき、$C = C_0$（初濃度）とする。

(2) 縦軸に $C$ 軸、横軸に $t$ 軸をとって、積分型速度式により、投与後の薬物濃度をグラフで示しなさい。

(3) 積分型速度式から、半減期 $t_{1/2}$ と初濃度 $C_0$ との関係式を導きなさい。

**問 9-4-2** 2次反応式について，次の問に答えなさい。

(1) 微分型速度式 $-\dfrac{dC}{dt} = kC^2$ を解き、積分型速度式 $\dfrac{1}{C} = kt + \dfrac{1}{C_0}$ を導きなさい。ただし、$t = 0$ のとき、$C = C_0$（初濃度）とする。

(2) 縦軸に $\dfrac{1}{C}$ 軸、横軸に $t$ 軸をとって、積分型速度式により、投与後の薬物濃度をグラフで示しなさい。

(3) 積分型速度式から、半減期 $t_{1/2}$ と初濃度 $C_0$ との関係式を導きなさい。

---

**国試にチャレンジ 9-4**

薬物 A、B、C、D を同じ投与量で急速静脈内投与したところ下図のような血漿中濃度推移が得られた。これらの薬物の体内動態に関する記述のうち正しいのはどれか。2つ選べ。

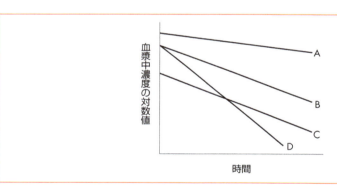

1 これらの薬物の中で最も全身クリアランスが大きいのは薬物 A である。
2 薬物 B と薬物 C の直線の傾きは平行関係にあるので、分布容積が等しい。
3 薬物 B と薬物 D は縦軸の切片が等しいので、分布容積が等しい。
4 薬物 C は薬物 D と比較して分布容積は小さいが消失速度定数は大きい。
5 これらの薬物の中で消失速度定数が最も大きいのは薬物 D である。

（第 99 回薬剤師国家試験問 172）

## 国試にチャレンジ 9-5

体内動態が線形1-コンパートメントモデルにしたがう薬物10 mgを患者に単回静脈内投与した際の投与直後の血中濃度は50 ng/mL、血中半減期は11時間であった。この薬物の錠剤を一定の投与間隔で経口投与し定常状態での平均血中濃度が約100 ng/mLになるように維持する場合最も適切な投与方法はどれか。ただし、この薬物の経口投与時のバイオアベイラビリティは100%であり、ln2 = 0.693とする。

1. 8時間ごとに5 mgを投与
2. 8時間ごとに10 mgを投与
3. 6時間ごとに5 mgを投与
4. 12時間ごとに5 mgを投与
5. 12時間ごとに10 mgを投与

＊（バイオアベイラビリティとは、投与された薬物がどれだけ全身循環中に到達し、作用するかの指標です。）

(第96回薬剤師国家試験問161 一部改変)

**問 9-4-3** ある薬物100 mgをヒトに急速静注したところ、右の片対数グラフに示す血中濃度推移が得られた。このとき、次の問に答えなさい。ただし、$\log 2 = 0.30$、$\log e = 0.43$とする。

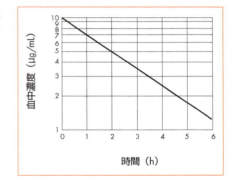

(1) この薬物は何次反応にしたがうか答えなさい。
(2) この薬物の半減期 $t_{1/2}$ を求めなさい。
(3) 消失速度定数 $k_e$ を求めなさい。
(4) この薬物の濃度が初濃度の2%となるのは何時間後になるかを求めなさい。

**問 9-4-4** 次の表は、0次〜2次反応式で反応速度定数 $k$ を半減期 $t_{1/2}$ に置き換えて得られた式から投与後 $t = nt_{1/2}$ ($n = 0, 1, 2, 3, 4$) 時間後の薬物濃度をまとめようとしたものである。各時間における濃度を $C_0$ で表しなさい。

| 次数 | 反応式 | $t=0$ | $t=t_{1/2}$ | $t=2t_{1/2}$ | $t=3t_{1/2}$ | $t=4t_{1/2}$ |
|---|---|---|---|---|---|---|
| 0次 | $C = C_0\left(1 - \dfrac{t}{2t_{1/2}}\right)$ | $C_0$ | | | | |
| 1次 | $C = C_0\left(\dfrac{1}{2}\right)^{\frac{t}{t_{1/2}}}$ | $C_0$ | | | | |
| 2次 | $\dfrac{1}{C} = \dfrac{1}{C_0}\left(1 + \dfrac{t}{t_{1/2}}\right)$ | $C_0$ | | | | |

### 国試にチャレンジ 9-6

次の記述の ☐ に入れるべき数値の正しい組合せはどれか。

反応開始時には化合物 A のみが存在しており、可逆反応によって化合物 B を生じる。この正逆両反応とも一次反応で進行している。

$$A \underset{k_{-1}}{\overset{k_1}{\rightleftarrows}} B$$

この A と B の濃度の時間変化を下図に示している。この反応の速度定数 $k_1$ は ☐a☐ $min^{-1}$ であり、$k_{-1}$ は ☐b☐ $min^{-1}$ である。ただし、$\ln 2 = 0.693$ とする。

|   | a | b |
|---|---|---|
| 1 | 0.011 | 0.011 |
| 2 | 0.017 | 0.004 |
| 3 | 0.004 | 0.017 |
| 4 | 0.015 | 0.015 |
| 5 | 0.024 | 0.006 |
| 6 | 0.006 | 0.024 |

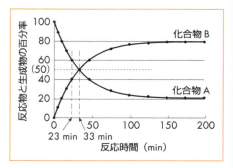

(第 93 回薬剤師国家試験問 21 一部改変、第 100 回にも類題が出題されている)

### 国試にチャレンジ 9-7

化合物 A の 25 ℃ での分解反応は 2 次反応である。A の初濃度が 0.2 mol/L のとき、2 分 5 秒でその 50 % が分解した。この反応の反応速度定数 [L/(mol·s)] を求めなさい。

(第 94 回薬剤師国家試験問一部改変)

### 国試にチャレンジ 9-8

反応 A → B は、反応物 A の濃度 $C$ に関して 2 次反応である。この反応に関する記述のうち、正しいのはどれか。2 つ選べ。ただし、反応物 A の初濃度を $C_0$、反応速度定数を $k$、半減期を $t_{1/2}$ とする。

1. 圧力、温度が一定ならば、$C_0$ が変化しても $k$ は一定である。
2. $C_0$ が 2 倍になれば、反応速度は 2 倍になる。
3. $C_0$ が 2 倍になれば、$t_{1/2}$ は 1/2 になる。
4. 濃度の逆数 $1/C$ を反応時間に対してプロットすると、傾きが $(\ln 2)/k$ の直線が得られる。

(第 97 回薬剤師国家試験問 94 一部改変)

### 国試にチャレンジ 9-9

化合物 A、B および C の分解過程は見かけ上、0 次反応、1 次反応、または 2 次反応のいずれかで起こっている。図は 3 つの化合物の初濃度が 10 mg/mL のとき、化合物濃度の経時変化を示しており、いずれの場合にも半減期は 4 h であった。初濃度を 20 mg/mL に変えたとき、A、B および C の半減期は、それぞれ、□イ□ h、□ロ□ h および □ハ□ h である。イ〜ハに入れるべき数値を求めなさい。

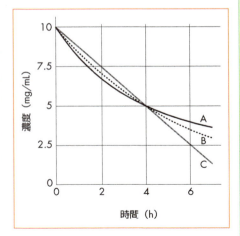

(第 95 回薬剤師国家試験問 23 一部改変)

### 国試にチャレンジ 9-10

ある薬物 A の水に対する溶解度は 5 w/v% であり、1 次反応速度にしたがって分解し、その分解速度定数は 0.04 h$^{-1}$ である。この薬物 2.0 g を水 10 mL に懸濁させたとき、残存率が 90 % になる時間 (h) を求めなさい。ただし、溶解速度は分解速度に比べて十分に速いものとする。

(第 99 回薬剤師国家試験問 93 一部改変)

## 第 1 章　解答

**問 1-1**

| 式 | 値 | 式 | 値 | 式 | 値 | 式 | 値 | 式 | 値 |
|---|---|---|---|---|---|---|---|---|---|
| $\dfrac{1}{0.1}$ | 10 | $\dfrac{1}{0.01}$ | 100 | $\dfrac{100}{0.1}$ | 1000 | $\dfrac{2}{0.2}$ | 10 | $\dfrac{0.1}{0.01}$ | 10 |
| $\dfrac{1}{0.2}$ | 5 | $\dfrac{1}{0.02}$ | 50 | $\dfrac{1}{0.001}$ | 1000 | $\dfrac{0.2}{10}$ | 0.02 | $\dfrac{10}{0.2}$ | 50 |
| $\dfrac{1}{0.4}$ | 2.5 | $\dfrac{1}{0.04}$ | 25 | $\dfrac{1}{0.05}$ | 20 | $\dfrac{0.05}{0.01}$ | 5 | $\dfrac{0.1}{100}$ | 0.001 |
| $\dfrac{1}{0.5}$ | 2 | $\dfrac{1}{0.25}$ | 4 | $\dfrac{1}{0.125}$ | 8 | $\dfrac{0.04}{0.1}$ | 0.4 | $\dfrac{10}{0.01}$ | 1000 |
| $\dfrac{1}{0.8}$ | 1.25 | $\dfrac{0.1}{0.05}$ | 2 | $\dfrac{1}{0.025}$ | 40 | $\dfrac{0.2}{0.04}$ | 5 | $\dfrac{0.1}{0.02}$ | 5 |

**問 1-2**　(1)　$\dfrac{4}{1-0.75} = \dfrac{4}{0.25} = 16$

(2)　$\dfrac{3-3.6}{1-1.5} = \dfrac{-0.6}{-0.5} = \dfrac{6}{5} = 1.2$

(3)　$\dfrac{14}{13-\dfrac{4}{3}} = \dfrac{14\times3}{\left(13-\dfrac{4}{3}\right)\times3}$

$= \dfrac{42}{39-4} = \dfrac{42}{35} = \dfrac{6}{5} = 1.2$

(4)　$\dfrac{1-\dfrac{1}{3}}{5} = \dfrac{\dfrac{2}{3}}{5} = \dfrac{2}{3}\times\dfrac{1}{5} = \dfrac{2}{15}$

**問 1-3**　(1)　$\dfrac{1}{0.2} - \dfrac{1}{0.25} = \dfrac{1\times5}{0.2\times5} - \dfrac{1\times4}{0.25\times4}$

$= 5-4 = 1$

(2)　$\dfrac{\dfrac{0.2}{200}}{\dfrac{0.4}{500}} = \dfrac{0.2}{200}\times\dfrac{500}{0.4} = \dfrac{500}{200}\times\dfrac{0.2}{0.4}$

$= \dfrac{5}{2}\times\dfrac{1}{2} = \dfrac{5}{4} = 1.25$

(3)　$\dfrac{0.6\times\dfrac{3.6\times1000}{24\times50}}{0.01}$

$= \dfrac{0.6\times\dfrac{3.6\times1000}{24\times50}\times100}{0.01\times100}$

$= 0.6\times\dfrac{3.6\times1000\times100}{24\times50} = \dfrac{6\times360}{12} = 180$

(4)　$1-\dfrac{\dfrac{60}{300}\times(1-0.8)}{0.25}$

$= 1-\dfrac{\dfrac{1}{5}\times0.2}{0.25} = 1-\dfrac{0.2\times0.2\times4}{0.25\times4}$

$= 1-0.2\times0.2\times4 = 1-0.16 = 0.84$

(5)　$\dfrac{1-\dfrac{1}{4}}{2-\dfrac{4}{5}} = \dfrac{\dfrac{3}{4}}{\dfrac{6}{5}} = \dfrac{3}{4}\times\dfrac{5}{6} = \dfrac{15}{24} = \dfrac{5}{8}$

**問 1-4**　(1)　$\dfrac{2}{5} = 1.6-0.6t$

$0.6t = 1.6-0.4 = 1.2$

よって、$t = \dfrac{1.2}{0.6} = \dfrac{12}{6} = 2$

(2)　分数を分けて計算すると、

$t = \dfrac{0.2}{0.25\times0.05\times0.2} - \dfrac{0.05}{0.25\times0.05\times0.2}$

$= \dfrac{1}{0.25\times0.05} - \dfrac{1}{0.25\times0.2}$

$= 4\times20-4\times5 = 60$

(3)　商と分母を交換して、

$K_m+2.0\times10^{-5} = \dfrac{52.5\times2.0\times10^{-5}}{25}$

$= 2.1\times2.0\times10^{-5}$

$K_m = 4.2\times10^{-5}-2\times10^{-5} = 2.2\times10^{-5}$

**問 1-5**　(1)　$2.5\div100 = 0.025$

(2)　$0.2\times100 = 20\,\%$

(3)　$\dfrac{4}{5} = 0.8 = 80\,\%$

(4)　100 ppm を小数で表すと、$100\times10^{-6} = 10^{-4}$
よって、$0.0001\times100 = 0.01\,\%$

(5)　$0.0025\times\dfrac{1}{100}\times10^6 = 25$ ppm

**問 1-6-1**　質量パーセント濃度

$= \dfrac{溶質\,[g]}{溶液\,[g]}\times100 = \dfrac{10}{10+390}\times100$

$= 2.5\,\text{wt}\%$

**問 1-6-2**　質量パーセント濃度

$= \dfrac{溶質\,[g]}{溶液\,[g]}\times100 = \dfrac{0.9}{100}\times100$

$= 0.9\,\text{wt}\%$

**問 1-6-3** 質量／体積パーセント濃度

$$= \frac{溶質\,[g]}{溶液\,[mL]} \times 100 = \frac{0.9}{100} \times 100$$

$$= 0.9\ \mathrm{w/v\%}$$

**問 1-6-4** 9 % の NaCl 原液を 0.9 % に薄めるので、10 倍希釈すればよいことになります。この NaCl 原液が 500 g あり、それを 10 倍に希釈すると、5000 g になります。ですので、必要な水の量は 5000−500 = 4500 g ということになります。

$$\frac{9}{0.9} \times 500 - 500 = 5000 - 500 = 4500\ \mathrm{g}$$

**問 1-6-5** 10 % の NaCl を希釈して 2 % の溶液をつくりたいわけですから、5 倍希釈すればよいことになります。ですから、必要量の 1/5 の 100 mL を希釈して 500 mL にすればよいことになります。

$$\frac{2}{10} \times 500 = 100\ \mathrm{mL}$$

**問 1-6-6** 問 1-6-5 と同様にそれぞれを考えます。

$$NaClの量 = \frac{2}{10} \times 500 = 100\ \mathrm{mL}$$

$$クエン酸の量 = \frac{5}{10} \times 500 = 250\ \mathrm{mL}$$

**問 1-7-1** プラバスタチンナトリウム細粒 0.5 % は、1 g 中に有効成分のプラバスタチンナトリウムを 5 mg 含んでいることになります。

$$\frac{0.5}{100} \times 1000 = 5\ \mathrm{mg}$$

**問 1-7-2**

$$製剤量\,[g] = \frac{必要とする成分量\,[g]}{\dfrac{成分含量\,[\%]}{100}}\ から、$$

プラバスタチンナトリウム細粒 0.5 % の製剤量

$$= \frac{0.01}{\dfrac{0.5}{100}} = \frac{1}{0.5} = 2\ \mathrm{g}$$

前問から、1 g 中に含まれるプラバスタチンナトリウムの量は 5 mg です。ですから、10 mg 投与するには、2 g 量りとればいいことになります。

**問 1-7-3** セフジニル細粒小児用 10 % の製剤量

$$= \frac{0.04}{\dfrac{10}{100}} = \frac{0.04}{0.1} = 0.4\ \mathrm{g}$$

**問 1-7-4** 10 % の塩化ベンザルコニウム消毒液を希釈して 0.5 % の溶液をつくりたいわけですから、20 倍希釈すればよいことになります。ですから、必要量の 1/20 の 50 mL を希釈して 1000 mL にすればよいことになります。

$$\frac{0.5}{10} \times 1000 = 50\ \mathrm{mL}$$

**問 1-7-5** シクロスポリン注射薬 5 mL 中にシクロスポリンが 250 mg 含まれているので、200 mg 投与するためには、4 mL ということになります。

$$\frac{200}{250} \times 5 = 4\ \mathrm{mL}$$

## 第 2 章　解答

**問 2-1** (1)　$23000 = 2.3 \times 10^{(4)}$

(2)　$\dfrac{50}{20000} = 2.5 \times 10^{(-3)}$

(3)　$(35000) = 0.35 \times 10^5$

(4)　$0.0000305 = 3.05 \times 10^{(-5)}$

**問 2-2** (1)　$10.42 + 2.7 = 13.12 = 13.1$

(2)　$0.35 \times 3.58 = 1.253 = 1.3$

(3)　$2.45 \times 7.21 + 4.21 = 21.8745 = 21.9$

**問 2-3** (1)　4 桁　　(2)　1 桁

(3)　3 桁　　(4)　4 桁

**国試にチャレンジ 2-1**

(3)　(3 桁)

**問 2-4** (1)　$2^{\frac{1}{2}}$　　(2)　$2 \times 3^{\frac{5}{3}}$ または $6 \times 3^{\frac{2}{3}}$

(3)　$5^{-1}$　　(4)　$15 \times 7^{-3}$　　(5)　$7^{-\frac{3}{4}}$

(6)　$-2 \times 3^{-\frac{5}{4}}$ または $-\dfrac{2}{3} \times 3^{-\frac{1}{4}}$　　(7)　$\sqrt[4]{5^3}$

(8)　$4\sqrt[3]{7^5}$ または $28\sqrt[3]{7^2}$　　(9)　$\dfrac{5}{\sqrt[3]{2^2}}$

(10)　$\dfrac{5}{\sqrt{3^7}}$ または $\dfrac{5}{27\sqrt{3}}$

**問 2-5** (1)　$\left(2^3\right)^{\frac{1}{3}} = 2^{3 \times \frac{1}{3}} = 2$

(2)　$\left(2^{-1}\right)^{-5} = 2^{(-1) \times (-5)} = 2^5 = 32$

(3)　$\left(\dfrac{8}{1000}\right)^{\frac{1}{3}} = \left\{\left(\dfrac{2}{10}\right)^3\right\}^{\frac{1}{3}} = \dfrac{2}{10} = 0.2$

(4)　$\left\{\left(\dfrac{27}{8}\right)^{\frac{1}{2}}\right\}^{\frac{2}{3}} = \left(\dfrac{3}{2}\right)^{3 \times \frac{1}{2} \times \frac{2}{3}} = \left(\dfrac{3}{2}\right)^1 = \dfrac{3}{2}$

(5)　$\left(\dfrac{1}{0.2}\right)^{-2} = (5)^{-2} = \dfrac{1}{5^2} = \dfrac{1}{25}$

　　別解：$\left(\dfrac{1}{0.2}\right)^{-2} = \left(\dfrac{0.2}{1}\right)^2 = 0.04$

**問 2-6** (1)　$10^{0.5+0.7} = 10^{1.2}$

(2)　$10^{0.3 \times 2 + 0.5} = 10^{1.1}$

(3)　$10^{0.5+0.3-0.7} = 10^{0.1}$

(4) $10^{\frac{1}{2}+\frac{1}{3}} = 10^{\frac{3}{6}+\frac{2}{6}} = 10^{\frac{5}{6}}$

(5) $10^{0.48 \times \frac{1}{3}} = 10^{0.16}$

**問 2-7** (1) $e^{\frac{1}{3}}$ (2) $e^{0.3 \times 2 + 0.5} = e^{1.1}$

(3) $e^{0.3 \times 2 - 0.5} = e^{0.1}$ (4) $e^{0.693 \times \frac{1}{3}} = e^{0.231}$

(5) $\dfrac{1}{e^{0.12 \times \frac{1}{2}}} = e^{-0.06}$

**問 2-8** (1) $\sqrt{x} = 0.2$
$x = 0.2^2 = 0.04$

(2) $\sqrt[3]{x} = 0.3$
$x = 0.3^3 = 0.027$

(3) $\sqrt{x} = 0.9$
$x = 0.9^2 = 0.81$

(4) $\sqrt[3]{x} = 0.7$
$x = 0.7^3 = 0.343$

**問 2-9** この薬物の血中濃度半減期は 1.5 時間で、その時の $C$ の値は $C_0$（元々の濃度 5 μg/mL）の半分（2.5 μg/mL）になっています。これを $C = C_0 e^{-kt}$ に代入すると、

$2.5 = 5e^{-1.5k}$

$e^{-1.5k} = \dfrac{1}{2}$

となります。6 時間後の血中濃度 $C$ は、

$C = 5e^{-6k} = 5(e^{-1.5k})^4 = 5 \times \left(\dfrac{1}{2}\right)^4 = 5 \times \dfrac{1}{16}$

$\fallingdotseq 0.31$ μg/mL

この問題は上記のような計算を行わなくても求めることができます。

半減期は 1.5 時間で、6 時間後というのは 4 半減期後（$1.5 \times 4 = 6$）ということになります。ですから、6 時間後には $\left(\dfrac{1}{2}\right)^4 = \dfrac{1}{16}$ になりますので、

$5 \times \dfrac{1}{16} \fallingdotseq 0.31$ μg/mL

と求まります。

**国試にチャレンジ 2-2**
一次反応では、化合物の濃度と同様に、物質量 $D$ においても、経過時間（$t$）との関係が半減期（$t_{1/2}$）を用いて、次のように表されます。

$D = D_0 \left(\dfrac{1}{2}\right)^{\frac{t}{t_{1/2}}}$

ここで、$D_0$ は初期量、$D$ は $t$ 時間経過後の物質量とします。
問題より与えられた数値を代入します。

$D = 100 \times \left(\dfrac{1}{2}\right)^{\frac{12}{3}} = 100 \times \left(\dfrac{1}{2}\right)^4 = \dfrac{100}{16} = 6.25$ mg

補遺：半減期の半分の時間が経過した際の残存量を考えてみましょう。初期量を 100 mg、半減期を 3 時間として、半分の時間である 1 時間 30 分後の残存量を計算すると、

$D = 100 \times \left(\dfrac{1}{2}\right)^{\frac{1.5}{3}} = 100 \times \left(\dfrac{1}{2}\right)^{\frac{1}{2}}$

$= 100 \times \dfrac{1}{\sqrt{2}} = 100 \times 0.707 = 70.7$ mg

一次反応では、半減期の半分の時間が経過した際の残存量は、初期量のほぼ 70 % となることは記憶しておくとよいでしょう。

**問 2-10-1** 半減期が 8 日で、28 日後ですから、

$\left(\dfrac{1}{2}\right)^{\frac{28}{8}} = \left(\dfrac{1}{2}\right)^{3 + \frac{1}{2}} = \left(\dfrac{1}{2}\right)^3 \times \left(\dfrac{1}{2}\right)^{\frac{1}{2}}$

$= \dfrac{1}{8} \times \dfrac{1}{\sqrt{2}} = \dfrac{1}{8} \times \dfrac{\sqrt{2}}{\sqrt{2} \times \sqrt{2}}$

$= \dfrac{\sqrt{2}}{16} = 0.08812 \cdots \fallingdotseq 0.0881$

答え：8.81 %

**問 2-10-2** 大腸菌は 20 分で 2 倍になるので、2 時間 10 分後（130 分後）には、

$2^{\frac{130}{20}} = 2^{6.5} = 2^6 \times 2^{0.5} = 64 \times \sqrt{2} \fallingdotseq 90.2$ 倍

**問 2-11** 半減期が 8 時間より、

$C = 200e^{-kt} = 200 \times \left(\dfrac{1}{2}\right)^{\frac{t}{8}}$ と変形されます。

$t = 8$ のとき、

$C = 200 \times \left(\dfrac{1}{2}\right)^{\frac{8}{8}} = 200 \times \dfrac{1}{2} = 100$

$t = 16$ のとき、

$C = 200 \times \left(\dfrac{1}{2}\right)^{\frac{16}{8}} = 200 \times \left(\dfrac{1}{2}\right)^2 = 50$

よって、グラフは下図のようになります。

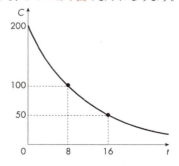

**問 2-12**
(1) 薬物 A の濃度 $C$ は、半減期が 8 時間より、

$$C = 200 \times \left(\frac{1}{2}\right)^{\frac{t}{8}}$$

薬物 B の濃度 $C$ は、薬物 A の濃度の減少分となるので、

$$C = 200 - 200 \times \left(\frac{1}{2}\right)^{\frac{t}{8}} = 200\left\{1 - \left(\frac{1}{2}\right)^{\frac{t}{8}}\right\}$$

となります。

(2) 薬物 A のグラフは問 2-11 で求めたものと同じです。

薬物 B のグラフは、そのグラフを $t$ 軸について対象移動し、さらに、$C$ 軸方向に 200 平行移動したものです。

よって、2 つのグラフは下図の黒線と青線のようになります。

この 2 つのグラフは、直線 $C = 100$ について対象移動したものとなります。

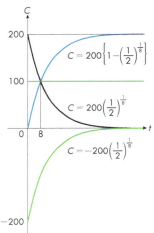

### 問 2-13

(1) $y = \sqrt{x-3}$ は、$y = \sqrt{x}$ の $x$ に $x-3$ を代入したもの。

よって、$y = \sqrt{x-3}$ のグラフは、

$y = \sqrt{x}$ のグラフを $x$ 軸方向に 3 平行移動したもの。

したがって、グラフは次のようになります。

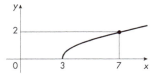

(2) $y = \sqrt{x+3}$ は、$y = \sqrt{x}$ の $x$ に $x+3$ を代入したもの。

よって、$y = \sqrt{x+3}$ のグラフは、

$y = \sqrt{x}$ のグラフを $x$ 軸方向に $-3$ 平行移動したもの。

したがって、グラフは次のようになります。

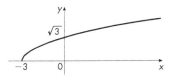

### 問 2-14

(1) $10^{0.78} = 10^{0.30+0.48} = 10^{0.30} \times 10^{0.48} = 2 \times 3 = 6$

(2) $10^{1.30} = 10^{1+0.30} = 10^1 \times 10^{0.30} = 2 \times 10 = 20$

(3) $10^{1.40} = 10^{2-0.30-0.30} = 10^2 \times 10^{-0.30} \times 10^{-0.30}$
$= \dfrac{10^2}{10^{0.30} \times 10^{0.30}} = \dfrac{10^2}{2 \times 2} = \dfrac{1}{4} \times 10^2$
$= 0.25 \times 10^2 = 2.5 \times 10 = 25$

(4) $10^{0.18} = 10^{0.48-0.30} = \dfrac{10^{0.48}}{10^{0.30}} = \dfrac{3}{2} = 1.5$

(5) $10^{-5.52} = 10^{-6+0.48} = 10^{-6} \times 10^{0.48} = 3 \times 10^{-6}$

(6) $10^{-6.22} = 10^{-7+0.78} = 10^{-7+0.30+0.48}$
$= 2 \times 3 \times 10^{-7} = 6 \times 10^{-7}$

(7) $10^{-8.92} = 10^{-9+0.08} = 10^{-10+1.08}$
$= 10^{-10+0.30+0.30+0.48} = 2 \times 2 \times 3 \times 10^{-10}$
$= 12 \times 10^{-10} = 1.2 \times 10^{-9}$

$-9 + 0.08$ では、$0.30$ と $0.48$ で表現できませんが、そのようなときは、整数部分を 1 ずつ±することでできるようになります。

### 問 2-15

(1) $[\mathrm{OH^-}] = \dfrac{K_w}{[\mathrm{H^+}]} = \dfrac{1.0 \times 10^{-14}}{10^{-4.48}} = 10^{-14-(-4.48)}$
$= 10^{-9.52} = 10^{-10+0.48} = 10^{-10} \times 10^{0.48}$
$= 3 \times 10^{-10} \ \mathrm{mol/L}$

(2) $[\mathrm{H^+}] = 10^{-9.22} = 10^{-10+0.78} = 10^{-10+0.30+0.48}$
$= 10^{-10} \times 2 \times 3 = 6 \times 10^{-10}$

$[\mathrm{OH^-}] = \dfrac{K_w}{[\mathrm{H^+}]} = \dfrac{1.0 \times 10^{-14}}{6 \times 10^{-10}} \fallingdotseq 0.17 \times 10^{-4}$
$= 1.7 \times 10^{-5} \ \mathrm{mol/L}$

### 問 2-16-1

$\sqrt[3]{W_0} - \sqrt[3]{W_t} = \alpha t$ に
$W_0 = 1$、$\alpha = 0.05$、$t = 2$ を代入して、
$1 - \sqrt[3]{W_t} = 0.05 \times 2$
$\sqrt[3]{W_t} = 1 - 0.1 = 0.9$
よって、$W_t = 0.9^3 = 0.729$

### 問 2-16-2

(1) $1 + \dfrac{10^{-4}}{10^{-6}} = 1 + 10^{-4+6} = 1 + 10^2 = 101$

よって、$0.02 = \dfrac{P}{101}$

したがって、$P = 0.02 \times 101 = 2.02$

(2) $\quad k = \dfrac{0.2}{10^{-5.6}} = 0.2 \times 10^{5.6}$

$\qquad = 0.2 \times 10^{5+0.3+0.3} = 0.2 \times 10^5 \times 2 \times 2$

$\qquad = 0.8 \times 10^5 = 8 \times 10^4$

## 第3章　解答

**問 3-1** (1) $\log_3 27 = 3$　　(2) $\log_{10} \sqrt{10} = \dfrac{1}{2}$

(3) $\log_5 0.04 = -2$　　(4) $\log_{10} 0.01 = -2$

(5) $5^2 = 25$　　(6) $3^{-4} = \dfrac{1}{81}$

(7) $10^5 = 100000$　　(8) $\log_{10} 0.1 = -1$

**問 3-2** (1) $\log_{10} x = 4$

$\qquad x = 10^4 = 10000$

(2) $\log_{10} x = -2$

$\qquad x = 10^{-2} = \dfrac{1}{10^2} = 0.01$

(3) $\log_{10} x = -\dfrac{1}{2}$

$\qquad x = 10^{-\frac{1}{2}} = \dfrac{1}{\sqrt{10}} = \dfrac{\sqrt{10}}{10}$

(4) $\log_{10}(1+x) = 2$

$\qquad 1+x = 10^2 = 100$

$\qquad x = 99$

(5) $\log_x 16 = 4$

$\qquad x^4 = 16 = 2^4$

$\qquad x = 2$

(6) $\log_x 0.04 = -2$

$\qquad x^{-2} = 0.04 = \dfrac{1}{25} = 5^{-2}$

$\qquad x = 5$

**問 3-3** (1) $\log_4 64 = \log_4 4^3 = 3\log_4 4 = 3$

(2) $\log_5 \dfrac{1}{5^3} = \log_5 5^{-3} = -3\log_5 5 = -3$

(3) $\log_{0.1} \dfrac{1}{0.1} = \log_{0.1}(0.1)^{-1} = -1\log_{0.1} 0.1$

$\qquad = -1$

(4) $\log_{\sqrt{3}} 27 = \log_{\sqrt{3}}(\sqrt{3})^6 = 6\log_{\sqrt{3}}\sqrt{3} = 6$

(5) $\log_{10} 10000 = \log_{10} 10^4 = 4\log_{10} 10 = 4$

(6) $\log_e \sqrt{e} = \log_e e^{\frac{1}{2}} = \dfrac{1}{2}\log_e e = \dfrac{1}{2}$

(7) $\log_e \dfrac{1}{e^3} = \log_e e^{-3} = -3\log_e e = -3$

**問 3-4** 底を 10 に変換し、

$\log_e 2 = \dfrac{\log_{10} 2}{\log_{10} e} = \dfrac{0.3010}{0.4343} \fallingdotseq 0.6931$

**問 3-5** (1) $2\log_6 3 + \log_6 \dfrac{1}{2} + 3\log_6 2$

$\qquad = \log_6 9 + \log_6 \dfrac{1}{2} + \log_6 8$

$\qquad = \log_6 \left(9 \times \dfrac{1}{2} \times 8\right) = \log_6 6^2 = 2$

(2) $\log_7 98 - \log_7 2 = \log_7 \dfrac{98}{2} = \log_7 49$

$\qquad = \log_7 7^2 = 2$

(3) $\log_6 \dfrac{1}{18} + \log_6 \dfrac{1}{2} = \log_6 \dfrac{1}{36} = \log_6 \dfrac{1}{6^2}$

$\qquad = \log_6 6^{-2} = -2$

(4) $\log_6 \dfrac{1}{12} - \log_6 \dfrac{1}{2} = \log_6 \left(\dfrac{1}{12} \times \dfrac{2}{1}\right)$

$\qquad = \log_6 \dfrac{1}{6} = \log_6 6^{-1}$

$\qquad = -1 \times \log_6 6 = -1$

**問 3-6** (1) $\log 36 + \log 25 - \log 9 = \log\left(\dfrac{36 \times 25}{9}\right)$

$\qquad\qquad\qquad = \log 100 = 2$

(2) $5\log 2 + 3\log 25 - \log 5$

$\qquad = \log\left(\dfrac{2^5 \times 25^3}{5}\right) = \log\left(\dfrac{2^5 \times 5^6}{5}\right) = \log 10^5$

$\qquad = 5$

(3) $\log \dfrac{1}{10} + \log \dfrac{1}{100} + \log \dfrac{1}{1000}$

$\qquad = \log 10^{-1} + \log 10^{-2} + \log 10^{-3}$

$\qquad = -1 - 2 - 3 = -6$

(4) $\log 0.1 + \log 0.01 + \log 0.0001$

$\qquad = \log 10^{-1} + \log 10^{-2} + \log 10^{-4}$

$\qquad = -1 - 2 - 4 = -7$

(5) $\log 0.25 + 2\log \dfrac{1}{5} - \log 0.1$

$\qquad = \log \dfrac{1}{4} + \log\left(\dfrac{1}{5}\right)^2 - \log 10^{-1}$

$\qquad = \log\left(\dfrac{1}{4} \times \dfrac{1}{25}\right) - (-1) = \log \dfrac{1}{100} + 1$

$\qquad = \log 10^{-2} + 1 = -2 + 1 = -1$

**問 3-7** (1) $\ln e^5 = 5$

(2) $\ln \dfrac{1}{e^4} = \ln e^{-4} = -4$

(3) $\ln \dfrac{e}{2} + \ln 2e = \ln\left(\dfrac{e}{2} \times 2e\right) = \ln e^2 = 2$

(4) $\ln \dfrac{3}{e} - \ln 3e = \ln \dfrac{\frac{3}{e}}{3e} = \ln \dfrac{1}{e^2} = -2$

**問 3-8-1** (1) $10^{8\log 2} = 10^{\log 2^8} = 2^8 = 256$

(2) $10^{\frac{1}{2}\log 81} = 10^{\log 81^{\frac{1}{2}}} = 10^{\log \sqrt{81}} = \sqrt{81} = 9$

解答　　107

(3) $10^{-2\log 4} = 10^{\log 4^{-2}} = 4^{-2} = \dfrac{1}{4^2} = \dfrac{1}{16}$

(4) $10^{-\frac{1}{3}\log 125} = 10^{\log 125^{-\frac{1}{3}}} = 125^{-\frac{1}{3}} = \left(5^3\right)^{-\frac{1}{3}}$

$\qquad = 5^{-1} = \dfrac{1}{5}$

(5) $10^{\log 256 - \log 8} = 10^{\log\frac{256}{8}} = 10^{\log 32} = 32$

**問 3-8-2** (1) $e^{\frac{1}{2}\ln 5} = e^{\ln 5^{\frac{1}{2}}} = e^{\ln\sqrt 5} = \sqrt 5$

(2) $e^{-2\ln 7} = e^{\ln 7^{-2}} = 7^{-2} = \dfrac{1}{7^2} = \dfrac{1}{49}$

(3) $e^{\ln 5 - \ln 3} = e^{\ln\frac{5}{3}} = \dfrac{5}{3}$

(4) $e^{2\ln 5 - 3\ln 2} = e^{\ln\frac{5^2}{2^3}} = \dfrac{25}{8}$

(5) $e^{4\ln\sqrt 2} = e^{\ln(\sqrt 2)^4} = \left(\sqrt 2\right)^4 = 4$

(6) $e^{2\ln\sqrt 3} \times e^{-2\ln 3} = e^{\ln(\sqrt 3)^2} \times e^{\ln 3^{-2}} = 3 \times \dfrac{1}{3^2} = \dfrac{1}{3}$

(7) $\dfrac{e^{\ln 2}}{e^{-\ln 5}} = \dfrac{2}{e^{\ln 5^{-1}}} = \dfrac{2}{\frac{1}{5}} = 10$

(8) $e^{-\ln 2} - e^{-\ln 3} = e^{\ln 2^{-1}} - e^{\ln 3^{-1}} = \dfrac{1}{2} - \dfrac{1}{3} = \dfrac{1}{6}$

**問 3-9-1** (1) $3^{3\log_3 2} = 3x + 5$

$\qquad 3^{\log_3 8} = 3x + 5$

$\qquad 8 = 3x + 5$

$\qquad 3x = 8 - 5 = 3$

$\qquad x = 1$

(2) $e^{2\ln 5} = 3x + 10$

$\qquad e^{\ln 25} = 3x + 10$

$\qquad 25 = 3x + 10$

$\qquad 3x = 25 - 10 = 15$

$\qquad x = 5$

**問 3-9-2** (1) $10^x = 7$

両辺の常用対数をとると、

$\qquad \log 10^x = \log 7$

$\qquad x\log 10 = \log 7$

$\qquad x = \log 7$

(2) $10^x = \dfrac{1}{2}$

両辺の常用対数をとると、

$\qquad \log 10^x = \log\dfrac{1}{2}$

$\qquad x\log 10 = -\log 2$

$\qquad x = -\log 2$

(3) $10^x = \dfrac{2}{5}$

両辺の常用対数をとると、

$\log 10^x = \log\dfrac{2}{5}$

$x\log 10 = \log\dfrac{4}{10}$

$x = \log 4 - \log 10 = 2\log 2 - 1$

(4) $\dfrac{1}{10^x} = 0.125$

両辺の常用対数をとると、

$\log 10^{-x} = \log 0.125$

$-x\log 10 = \log\dfrac{1}{8} = \log 1 - \log 8$

$-x = -3\log 2$

$x = 3\log 2$

**問 3-10**

(1) $\log 2.7 = \log\dfrac{27}{10} = \log 27 - \log 10$

$\qquad = \log 3^3 - \log 10 = 3\log 3 - \log 10$

$\qquad = 3b - 1$

(2) $\log 0.08 = \log\dfrac{8}{100} = \log 8 - \log 100$

$\qquad = \log 2^3 - \log 10^2 = 3\log 2 - 2\log 10$

$\qquad = 3a - 2$

(3) $\log 14.4 = \log\dfrac{144}{10} = \log\left(2^4 \times 3^2\right) - \log 10$

$\qquad = 4\log 2 + 2\log 3 - \log 10$

$\qquad = 4a + 2b - 1$

(4) $\ln 0.18 = 2.303\log\dfrac{18}{100}$

$\qquad = 2.303\left(\log 2 + 2\log 3 - 2\log 10\right)$

$\qquad = 2.303\left(a + 2b - 2\right)$

(5) $\ln\dfrac{0.18}{256} = 2.303\log\dfrac{0.18}{256}$

$\qquad = 2.303\left(\log 0.18 - \log 256\right) \leftarrow(4)から$

$\qquad = 2.303\left(a + 2b - 2 - 8a\right)$

$\qquad = 2.303\left(-7a + 2b - 2\right)$

(6) $\dfrac{\ln 0.8}{\ln 0.5} = \dfrac{2.303\log 0.8}{2.303\log 0.5} = \dfrac{\log\frac{8}{10}}{\log\frac{1}{2}}$

$\qquad = \dfrac{\log 8 - \log 10}{\log 1 - \log 2} = \dfrac{3\log 2 - 1}{-\log 2}$

$\qquad = -\dfrac{3a - 1}{a} = \dfrac{1}{a} - 3$

**問 3-11**

(1) $\log\dfrac{1}{1.2 \times 10^{-7}}$

$\qquad = -\log\left(1.2 \times 10^{-7}\right) = -\log\left(12 \times 10^{-8}\right)$

$\qquad = -\left(2\log 2 + \log 3 - 8\right)$

$\qquad = -\left(2 \times 0.30 + 0.48 - 8\right) = 6.92$

(2) $\log\sqrt{1.2\times10^{-5}\times0.5}$
$=\frac{1}{2}\log(1.2\times10^{-5}\times5\times10^{-1})$
$=\frac{1}{2}\log(6\times10^{-6})$
$=\frac{1}{2}(\log 2+\log 3-6)$
$=\frac{1}{2}(0.30+0.48-6)=-2.61$

(3) $\log\dfrac{0.5\times10^{-1}}{0.0025\times10^{3}}$
$=\log\dfrac{5\times10^{-2}}{2.5}=\log(2\times10^{-2})$
$=\log 2-2=-1.7$

(4) $\dfrac{1}{2}\times6.46-\log\sqrt{1.5\times10^{-5}}$
$=3.23-\dfrac{1}{2}\log\left(\dfrac{3}{2}\times10^{-5}\right)$
$=3.23-\dfrac{1}{2}(\log 3-\log 2-5)$
$=3.23-\dfrac{1}{2}(0.48-0.30-5)$
$=3.23+2.41=5.64$

(5) $\log(9\times10^{-5})^{-1}$
$=-\log(9\times10^{-5})=-(\log 9+\log 10^{-5})$
$=-(2\log 3-5)=5-2\times0.48=4.04$

(6) $-\log\dfrac{1.0\times10^{-14}}{\sqrt{5}\times10^{-4}}$
$=-\log\dfrac{10^{-14+4}}{5^{\frac{1}{2}}}=-\log 10^{-10}+\log 5^{\frac{1}{2}}$
$=10+\dfrac{1}{2}\log\dfrac{10}{2}=10+\dfrac{1}{2}(\log 10-\log 2)$
$=10+\dfrac{1}{2}(1-0.30)=10+0.35=10.35$

(7) $-\log(2.5\times10^{-10})$
$=-\log\left(\dfrac{10}{4}\times10^{-10}\right)=-\log\dfrac{10^{-9}}{4}$
$=-(-9-\log 4)=9+2\log 2$
$=9+2\times0.3=9.6$

(8) $\log\dfrac{10^{5}\times0.1\times\frac{2}{3}}{8.0\times0.2\times\frac{1}{3}}$
$=\log\dfrac{10^{5}}{8.0}=\log 10^{5}-\log 8.0$
$=5-3\log 2=5-3\times0.3=4.1$

(9) $-\log(1.2\times10^{-3})$
$=-\log(12\times10^{-4})=-\log(2^{2}\times3\times10^{-4})$
$=-(2\log 2+\log 3+\log 10^{-4})$
$=-(2\times0.30+0.48-4)=2.92$

(10) $\log\sqrt{4.5\times10^{-10}\times0.05}$
$=\dfrac{1}{2}\log(45\times10^{-11}\times5\times10^{-2})$
$=\dfrac{1}{2}\log(3^{2}\times5^{2}\times10^{-13})$
$=\dfrac{1}{2}(2\log 3+2\log 5-13)$
$=\dfrac{1}{2}\left(2\times0.48+2\log\dfrac{10}{2}-13\right)$
$=\dfrac{1}{2}\{0.96+2(\log 10-\log 2)-13\}$
$=\dfrac{1}{2}(0.96+2-2\times0.30-13)$
$=\dfrac{1}{2}\times(-10.64)=-5.32$

**問 3-12** (1) $10^{1.08}=10^{0.30\times2+0.48}=2^{2}\times3=12$
$10^{-0.30}=\dfrac{1}{10^{0.30}}=\dfrac{1}{2}=0.5$
$10^{3.30}=10^{0.30+3}=2\times10^{3}=2000$

(2) $1.5=\dfrac{3}{2}=\dfrac{10^{0.48}}{10^{0.30}}=10^{0.48-0.30}=10^{0.18}$
$\sqrt{45}=\left(\dfrac{90}{2}\right)^{\frac{1}{2}}=\left(\dfrac{10^{0.48\times2}\times10}{10^{0.30}}\right)^{\frac{1}{2}}$
$=(10^{0.96+1-0.30})^{\frac{1}{2}}=10^{1.66\times\frac{1}{2}}=10^{0.83}$
$4500=\dfrac{9000}{2}=\dfrac{10^{0.48\times2}\times10^{3}}{10^{0.30}}=10^{0.96+3-0.30}$
$=10^{3.66}$

## 第4章 解答

**問 4-1-1**

(1) $y=-2x+4$ …①のグラフは、傾きが $-2$、$y$ 切片が $4$ の直線

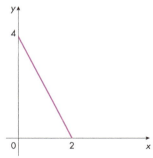

(2) $y$ を $\log C$、$x$ を $t$ と置き換えると、薬学で使われる片対数グラフになります。
$\log C=-2t+4=-2t+4\log 10$
$=-2t+\log 10000$ …②

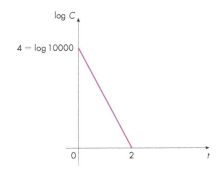
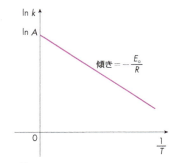

**問 4-1-2**

(1) $y=-2x+4$ に $x=0.5$ を代入すると、
$y=-2\times 0.5+4=3$

(2) $\log C=-2t+4$ に $t=0.5$ を代入すると、
$\log C=-2\times 0.5+4=3$
$C=10^3=1000$

**問 4-2**

(1) $\log C=1.60$（$y$ 切片）より、
$C=10^{1.60}=(10^{0.30})^2\times 10=40$ mg/mL     ($=2$)

(2) 傾きは、$\dfrac{-0.60}{6}=-0.1$

(3) $y$ 切片 1.60、傾き $-0.1$ より、
$\log C=1.60-0.1t$

(4) $\log C=1.60-0.1\times 12=1.60-1.2=0.40$
$C=10^{0.40}=10^{1-0.60}=\dfrac{10}{10^{0.60}}$
$=\dfrac{10}{(10^{0.30})^2}=\dfrac{10}{2^2}=2.5$ mg/mL

(5) 初濃度が 40 mg/mL ですから、半減期では、
$C=20$ mg/mL となりますので、
$\log 20=1.60-0.1t$
$\log 20=\log 2+\log 10=1.30$ より、
$1.30=1.60-0.1t$
$0.1t=0.30$
$t=\dfrac{0.30}{0.1}=3$ h

(6) $\dfrac{-k}{2.303}=-0.1$ より、$k=0.2303$

**問 4-3**

(1) $k=A\cdot e^{-\frac{E_a}{RT}}$ の両辺の自然対数をとると、
$\ln k=\ln A+\ln e^{-\frac{E_a}{RT}}=-\dfrac{E_a}{R}\cdot\dfrac{1}{T}+\ln A$

この式をグラフに表すと、次のようになります。

(2) $-\dfrac{E_a}{R}=-8400$
$E_a=8400\times 8.31\fallingdotseq 6.98\times 10^4$

**問 4-4**

(1) $\mathrm{pH}=-\log[\mathrm{H^+}]=-\log(1.8\times 10^{-3})$
$=-\log(18\times 10^{-4})=-(\log 2+2\log 3-4)$
$=-(1.26-4)=2.74$

(2) $\mathrm{pH}=-\log(5\times 10^{-3})=-\log\left(\dfrac{10}{2}\times 10^{-3}\right)$
$=-(\log 10^{-2}-\log 2)=-(-2-0.30)$
$=2.30$

(3) $\mathrm{pH}=-\log(2.4\times 10^{-6})=-\log(24\times 10^{-7})$
$=-(3\log 2+\log 3-7)=-(1.38-7)$
$=5.62$

(4) $\mathrm{pH}=-\log(5.4\times 10^{-8})=-\log(54\times 10^{-9})$
$=-(\log 2+3\log 3-9)=-(1.74-9)$
$=7.26$

**問 4-5-1**

(1) $[\mathrm{H^+}]=10^{-4.52}=10^{0.48-5}=10^{0.48}\times 10^{-5}$
$=3\times 10^{-5}$ mol/L

(2) $[\mathrm{H^+}]=10^{-9.22}=10^{0.78-10}$
$=10^{0.30}\times 10^{0.48}\times 10^{-10}$
$=6\times 10^{-10}$ mol/L

(3) $[\mathrm{H^+}]=10^{-4.04}=10^{0.96-5}$
$=10^{0.48}\times 10^{0.48}\times 10^{-5}$
$=9\times 10^{-5}$ mol/L
$10^{0.30}=2,\ 10^{0.48}=3$

**問 4-5-2** $\mathrm{pH}=1.7$ の水素イオン濃度 $[\mathrm{H^+}]$ は、
$[\mathrm{H^+}]=10^{-1.7}=10^{0.30-2}=2\times 10^{-2}$ mol/L
$\mathrm{pH}=2.0$ の水素イオン濃度 $[\mathrm{H^+}]$ は、
$[\mathrm{H^+}]=10^{-2}=1\times 10^{-2}$ mol/L
答え：2 倍
（別解）$10^{-1.7}\div 10^{-2}=10^{-1.7+2}=10^{0.3}=2$ 倍

**問 4-6** (1) $2s_0=s_0\left(1+10^{pK_a-9}\right)$
両辺を $s_0$ で割って、

$$2 = 1 + 10^{pK_a - 9}$$
$$10^{pK_a - 9} = 1 = 10^0$$
$$pK_a - 9 = 0$$
$$pK_a = 9$$

(2) $4.1 = pK_a + \log \dfrac{0.10 \times \dfrac{2}{3}}{\dfrac{0.2}{3}}$

$4.1 = pK_a + \log 1$

$pK_a = 4.1$

(3) $5.64 = \dfrac{1}{2} pK_a - \log \sqrt{1.5 \times 10^{-5}}$

$5.64 = \dfrac{1}{2} pK_a - \dfrac{1}{2} \log \dfrac{3 \times 10^{-5}}{2}$

両辺を 2 倍して、
$$11.28 = pK_a - (\log 3 - 5 - \log 2)$$
$$= pK_a - (0.48 - 5 - 0.30)$$
$$= pK_a + 4.82$$
$$pK_a = 11.28 - 4.82 = 6.46$$

(4) $4.8 = pK_a + \log \dfrac{0.05 \times \dfrac{2}{3}}{0.05 \times \dfrac{1}{3}}$

$\qquad = pK_a + \log 2$

$pK_a = 4.8 - 0.30 = 4.5$

### 問 4-7

$[H^+] = \sqrt{K_a \cdot C} = \sqrt{1.8 \times 10^{-5} \times 1.0} = \sqrt{1.8 \times 10^{-5}}$
$\qquad = \sqrt{18} \times 10^{-3}$

$pH = -\log[H^+]$ より、

$pH = -\log(\sqrt{18} \times 10^{-3})$

$\qquad = -\dfrac{1}{2} \log 18 - \log 10^{-3} = -\dfrac{1}{2} \log 18 + 3$

$\qquad = -\dfrac{1}{2} (2 \log 3 + \log 2) + 3$

$\qquad = -\dfrac{1}{2} (2 \times 0.48 + 0.30) + 3 = -0.63 + 3 = 2.37$

### 問 4-9-1

$pH = pK_a + \log \dfrac{[イオン形]}{[分子形]}$ に

$pK_a = 3$ と $pH = 4$ をそれぞれ代入すると、

$4 = 3 + \log \dfrac{[イオン形]}{[分子形]}$

$\log \dfrac{[イオン形]}{[分子形]} = 1$

$a^p = M \Leftrightarrow p = \log_a M$ から、

$\dfrac{[イオン形]}{[分子形]} = 10^1 = 10$

$\qquad\qquad ([イオン形] : [分子形] = 10 : 1)$

### 問 4-9-2 弱塩基の pH は、

$pH = pK_a + \log \dfrac{[分子形]}{[イオン形]}$ なので、

それに $pK_a = 9$ と $pH = 7$ をそれぞれ代入すると、

$7 = 9 + \log \dfrac{[分子形]}{[イオン形]}$

$\log \dfrac{[分子形]}{[イオン形]} = -2$

$\dfrac{[分子形]}{[イオン形]} = 10^{-2} = \dfrac{1}{100}$

$\qquad\qquad ([イオン形] : [分子形] = 100 : 1)$

### 国試にチャレンジ 4-1

これは実際の国家試験で、温度変化により、反応速度が何倍になったかをグラフから計算する問題です。本問は、グラフの成り立ちを学ぶ設問です。

(1) アレニウス式は国試受験に向けて暗記するのが当然です。

指数形式：$k = A \cdot e^{-\frac{E_a}{RT}}$

対数形式：$\log k = \log A - \left(\dfrac{E_a}{2.303R}\right) \cdot \left(\dfrac{1}{T}\right)$

(2) 1 次反応では、反応速度定数 $k$ と半減期 $t_{1/2}$ の間には、

$t_{1/2} = \dfrac{0.693}{k}$

の関係があります。この関係式の両辺の対数をとり整理すると次式となります。

$\log k = \log 0.693 - \log t_{1/2}$ …………①

この①式を対数形式で表したアレニウス式に代入し整理すると、

$\log t_{1/2} = \log 0.693 - \log A + \left(\dfrac{E_a}{2.303R}\right) \cdot \dfrac{1}{T}$

式中に緑で示したところは定数（縦軸の切片）となるので、$C$ とおくと、

$\log t_{1/2} = \left(\dfrac{E_a}{2.303R}\right) \cdot \dfrac{1}{T} + C$ となります。

例示されたグラフと対比しながら、上で得られた式を確認して下さい。

### 問 4-10

(1) $0.96 = \left(\dfrac{1}{2}\right)^{\frac{t}{100}}$

両辺の常用対数をとると、

$\log 0.96 = \log \left(\dfrac{1}{2}\right)^{\frac{t}{100}}$

$\log \dfrac{96}{100} = \dfrac{t}{100} \log \dfrac{1}{2}$

$\log 96 - \log 100 = \dfrac{t}{100} \log \dfrac{1}{2}$

解答　　　**111**

$$\log(2^5 \times 3) - 2 = \frac{t}{100}(\log 1 - \log 2)$$

$$5\log 2 + \log 3 - 2 = -\frac{t}{100}\log 2$$

$$5 \times 0.30 + 0.48 - 2 = -\frac{t}{100} \times 0.3$$

$$-0.02 = -\frac{0.3t}{100}$$

$$t = 0.02 \times \frac{100}{0.3} \fallingdotseq 6.7$$

(2) $\quad 0.8 = \left(\frac{1}{2}\right)^{\frac{t}{462}}$

両辺の常用対数をとると、

$$\log 0.8 = \log\left(\frac{1}{2}\right)^{\frac{t}{462}}$$

$$\log\frac{8}{10} = \frac{t}{462}\log\frac{1}{2}$$

$$\log 8 - \log 10 = \frac{t}{462}\log\frac{1}{2}$$

$$\log 2^3 - 1 = \frac{t}{462}(\log 1 - \log 2)$$

$$3\log 2 - 1 = -\frac{t}{462}\log 2$$

$$3 \times 0.30 - 1 = -\frac{t}{462} \times 0.3$$

$$-0.1 = -\frac{0.3t}{462}$$

$$t = 0.1 \times \frac{462}{0.3} = 154$$

**問 4-11** 1次反応式ですから、

$\log C = \log C_0 - \dfrac{k}{2.303}t$ ………①を用います。

①式に与えられた数値を代入すると、

$$\log 0.9C_0 = \log C_0 - \frac{k}{2.303} \times 100$$

となります。この式を変形すると、

$$\frac{100k}{2.303} = \log C_0 - \log 0.9C_0$$

$$= \log C_0 - \log 0.9 - \log C_0 = -\log 0.9$$

$$= -(\log 9 - \log 10) = -(\log 3^2 - 1)$$

$$= -(2 \times 0.48 - 1) = 0.04$$

$$k = 0.04 \times \frac{2.303}{100} = 0.0009212 = 9.212 \times 10^{-4}\,\text{h}^{-1}$$

半減期 $t_{1/2} = \dfrac{\ln 2}{k}$ より、

$$t_{1/2} = \frac{0.693}{9.212 \times 10^{-4}} \fallingdotseq 752\,\text{h}$$

**問 4-12-1** 1次反応式ですから、

$\log C = \log C_0 - \dfrac{k}{2.303}t$ ………①を用います。

①式に与えられた数値を代入すると、

$$\log 0.9C_0 = \log C_0 - \frac{k}{2.303} \times 2 \times 365 \times 24$$

となります。この式を変形すると、

$$\frac{17520k}{2.303} = \log C_0 - \log 0.9C_0$$

$$= \log C_0 - (\log 0.9 - \log C_0) = -\log 0.9$$

$$= -(\log 9 - \log 10) = -(\log 3^2 - 1)$$

$$= -(2 \times 0.48 - 1) = 0.04$$

$$k = 0.04 \times \frac{2.303}{17520} = 0.000005258 \fallingdotseq 5.3 \times 10^{-6}\,\text{h}^{-1}$$

**問 4-12-2**

(1) $t = 0$ のとき、$C = C_0 = 40\,\text{μg/mL}$ ですから、

$$\log C = \log 40 = \log(2^2 \times 10)$$

$$= 2\log 2 + \log 10 = 0.60 + 1$$

$$= 1.60$$

(2) $t$ 時間後の濃度が $20\,\text{μg/mL}$ のときの $t$ の値を求めます。

1次反応にしたがうので、

$\log C = \log C_0 - \dfrac{k}{2.303}t$ に値を代入して、

$$\log 20 = \log 40 - \frac{0.23}{2.303}t$$

$$\frac{0.23}{2.303}t = \log 40 - \log 20 = \log\frac{40}{20} = \log 2$$

$$= 0.30$$

$$t = 0.30 \times \frac{2.303}{0.23} \fallingdotseq 3.0\,\text{h}$$

(3) 薬剤が 90 % 分解するので、残量は 10 % となります。

よって、$\log 0.1C_0 = \log C_0 - \dfrac{0.23}{2.303}t$

$$\frac{0.23}{2.303}t = \log C_0 - \log 0.1C_0 = \log\frac{C_0}{0.1C_0}$$

$$= \log\frac{1}{0.1} = \log 10 = 1$$

$$t = 1 \times \frac{2.303}{0.23} \fallingdotseq 10\,\text{h}$$

**国試にチャレンジ 4-2**

問題文より、1次反応速度式にしたがうことより、まず、その速度定数 $k$ を求めます。1次反応ですから、

$$\log C = -\frac{k}{2.303}t + \log C_0 \quad\text{………}①$$

を用います。

与えられた数値を代入すると、

$$\log 0.96C_0 = -\frac{k}{2.303} \times 100 + \log C_0$$

となります。

112　　解答

$$\frac{100}{2.303}k = \log\frac{C_0}{0.96C_0} = \log\frac{100}{96}$$
$$= \log 100 - \log 96 = 2 - \log(2^5 \times 3)$$
$$= 2 - 5\log 2 - \log 3 = 2 - 1.505 - 0.477$$
$$= 0.018$$
$$k = 0.018 \times \frac{2.303}{100} \fallingdotseq 4.145 \times 10^{-4} \text{ h}^{-1}$$

次に①式を用いて有効期間（日）を求めます。与えられた数値を代入すると、

$$\log 0.90 C_0 = \log C_0 - \frac{k}{2.303} \cdot t$$
$$\frac{k}{2.303} \cdot t = \log C_0 - \log 0.90 C_0 = \log\frac{C_0}{0.90 C_0}$$
$$= \log\frac{1}{0.90} = \log\frac{10}{9} = \log 10 - \log 9$$
$$= 1 - 2\log 3 = 1 - 0.954 = 0.046$$
$$t = \frac{0.046 \times 2.303}{k} = 0.046 \times \frac{2.303}{4.145 \times 10^{-4}}$$
$$= 0.025558 \times 10^4 = 255.58 \text{ h} \fallingdotseq 10.7 \text{日}$$

**問 4-13** 1-コンパートメントモデルにしたがうので、この消失は、1次反応速度式にしたがいます。まず、傾きから $k_e$ を求めます。

$$-\frac{k_e}{2.303} = \frac{\log 2.0 - \log 2.5}{5-2}$$
$$= \frac{\log 2.0 - \log\frac{10}{4}}{3}$$
$$= \frac{\log 2.0 - (\log 10 - \log 2^2)}{3} = \frac{3\log 2 - 1}{3}$$
$$= \frac{0.903 - 1}{3} = \frac{-0.097}{3} \fallingdotseq -0.0323$$
$$k_e = 0.0323 \times 2.303 \fallingdotseq 0.0744$$

次に、消失半減期 $t_{1/2}$ を求めます。消失半減期 $t_{1/2}$ は、

$$t_{1/2} = \frac{0.693}{k_e} \text{ より、}$$
$$t_{1/2} = \frac{0.693}{0.0744} \fallingdotseq 9.31 \text{ h}$$

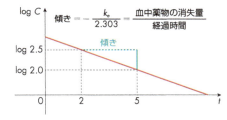

## 第 5 章　解答

**問 5-1**　(1) 初項 $-4$、公比 2 より、$a_n = -4 \times 2^{n-1}$

(2) $9, -9, 9, -9, \cdots$ より、初項 9、公比 $-1$ になるので、$a_n = 9 \times (-1)^{n-1}$

(3) 初項 24、公比 $\frac{1}{2}$

**問 5-2**

(1) 初項 $a = 1$、公比 $r = 0.5 = \frac{1}{2}$、項数 $n = 8$ より、等比数列の和の公式 $S_n = \frac{a(1-r^n)}{1-r}$ に代入すると、

$$S_8 = \frac{1\left\{1-\left(\frac{1}{2}\right)^8\right\}}{1-\frac{1}{2}} = 2\left(1-\frac{1}{256}\right) = \frac{255}{128}$$

(2) 等比数列の和の公式 $S_n = \frac{a(1-r^n)}{1-r}$ に代入すると、

$$S_n = \frac{81\left\{1-\left(\frac{1}{3}\right)^n\right\}}{1-\frac{1}{3}} = \frac{243}{2}\left\{1-\left(\frac{1}{3}\right)^n\right\}$$

**問 5-3**

(1) $\sum_{k=1}^{5} 3^k = 3^1 + 3^2 + 3^3 + 3^4 + 3^5$

初項 $a = 3$、公比 $r = 3$、項数 $n = 5$ より、等比数列の和の公式 $S_n = \frac{a(r^n-1)}{r-1}$ に代入すると、

$$S_5 = \frac{3(3^5-1)}{3-1} = \frac{3}{2}(243-1) = 363$$

(2) $\sum_{k=1}^{n} 10 \times 2^k$
$$= 10 \times 2^1 + 10 \times 2^2 + 10 \times 2^3 + \cdots + 10 \times 2^n$$

初項 $a = 20$、公比 $r = 2$、項数 $n$ より、等比数列の和の公式 $S_n = \frac{a(r^n-1)}{r-1}$ に代入すると、

$$S_n = \frac{20(2^n-1)}{2-1} = 20(2^n-1)$$

**問 5-4**

(1) 公比 $r = \frac{1}{3}$ なので、$0 < r < 1$ です。したがって収束し、

和 $S = \frac{a}{1-r} = \frac{1}{1-\frac{1}{3}} = \frac{3}{2}$

(2) 公比 $r = \frac{1}{e}$ なので、$0 < r < 1$ です。したがって収束し、

和 $S = \dfrac{a}{1-r} = \dfrac{1}{1-\dfrac{1}{e}} = \dfrac{e}{e-1}$

(3) 公比 $r = -\dfrac{2}{3}$ なので、$0 < |r| < 1$ です。
したがって収束し、
和 $S = \dfrac{a}{1-r} = \dfrac{200}{1-\left(-\dfrac{2}{3}\right)} = 120$

**問 5-5** 定常状態における最低血中薬物濃度は、投与直後の最高血中濃度から $\tau$ 時間経過したときの投与直前の濃度なので、$e^{-k_e \cdot \tau}$ 倍に減少します。
よって、
$(C_{ss})_{min} = (C_{ss})_{max} \times e^{-k_e \cdot \tau} = \dfrac{C_0}{1-e^{-k_e \cdot \tau}} \cdot e^{-k_e \cdot \tau}$

となります。

**問 5-6-1** 1回目投与後の血中濃度は、
$1000$ ng/mL
2回目投与後の血中濃度は、
(1回目投与後の血中濃度) $\times \dfrac{1}{2} + 1000$
$= 500 + 1000 = 1500$ ng/mL
3回目投与後の血中濃度は、
(2回目投与後の血中濃度) $\times \dfrac{1}{2} + 1000$
$= 750 + 1000 = 1750$ ng/mL
1回目、2回目投与した血中濃度をそれぞれ考えて解いてもよい。
3回目に静脈投与を行った直後の薬物の血中濃度
$= 1000 + 500 + 250 = 1750$ ng/mL

**問 5-6-2** $100$ mg の薬物投与するとき、体内薬物量 $X$ と時間 $t$ との関係は $X = X_0 e^{-kt}$ が成り立つことから、初項 $X_0$、公比 $e^{-kt}$ の無限等比数列を考えればよいことになります。公比は $0 < e^{-kt} < 1$ なので、無限等比数列の和は収束します。
$X_0^* = \dfrac{100}{1-e^{-0.1155 \times 6}} = \dfrac{100}{1-e^{-0.693}} = \dfrac{100}{1-\dfrac{1}{2}}$

$= 200$ mg

となります。この量を1回目に投与すれば、1回目から定常状態における最高体内薬物量が得られます。
よって、正解：$200$ mg

**国試にチャレンジ 5-1**
投与間隔が半減期なので $\tau = t_{1/2}$ より、

蓄積率 $\left(\dfrac{1}{1-e^{-k_e \tau}}\right)$ に代入すると、
蓄積率 $= \dfrac{1}{1-e^{-k_e \tau}} = \dfrac{1}{1-e^{-k_e t_{1/2}}}$ となり、
$k_e t_{1/2} = \ln 2$ を代入すると、
蓄積率 $= \dfrac{1}{1-e^{-\ln 2}}$ となります。$e^{-\ln 2} = 0.5$ から
蓄積率 $= \dfrac{1}{1-e^{-\ln 2}} = \dfrac{1}{1-0.5} = 2$
したがって、定常状態の最低血中濃度は1回目の最低血中濃度の2倍となり、
$14 \times 2 = 28$
正解：2（$28$ µg/mL）

## 第6章 解答

**問 6-1**
(1) 初濃度 $C_0 = 4$、反応速度定数 $k = \dfrac{2}{3}$、
半減期 $t_{1/2} = \dfrac{4}{2 \times \dfrac{2}{3}} = 4 \times \dfrac{3}{4} = 3$

(2) $t = 2t_{1/2} = 2 \times 3 = 6$ を代入して、
$C = -\dfrac{2}{3} \times 6 + 4 = 0$

(3) $y$ 切片 4、半減期 3、$t = 2t_{1/2} = 6$ のとき、$C = 0$ となることに注意し、グラフは次のようになります。

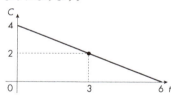

**問 6-2-1** (1) 反応式から、初濃度 $C_0 = 100$、
反応速度定数 $k = 0.05$
(2) 半減期 $t_{1/2} = \dfrac{\ln 2}{k} = \dfrac{\ln 2}{0.05} = \dfrac{0.693}{0.05}$
$= 13.86 \fallingdotseq 14$
また、このとき $C = 50$ より、
$100e^{-0.05 \times 14} = 50$
すなわち、$e^{-0.7} = \dfrac{1}{2}$
よって、
$C = 100e^{-0.05t} = 100\left(e^{-0.7}\right)^{\frac{t}{14}} = 100 \times \left(\dfrac{1}{2}\right)^{\frac{t}{14}}$
したがって、$t = 2t_{1/2} = 2 \times 14 = 28$ のとき、
$C = 100 \times \left(\dfrac{1}{2}\right)^{\frac{28}{14}} = 100 \times \left(\dfrac{1}{2}\right)^2 = 25$

(3) グラフは次のようになります。

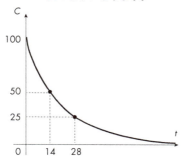

**問 6-2-2**

(1) $t=0$ を代入すると、初濃度 $C_0 = 200$
$t=8$ を代入すると、$C_0 = 100$ より、
半減期 $t_{1/2} = 8$

反応速度定数 $k = \dfrac{\ln 2}{t_{1/2}} = \dfrac{0.693}{8}$
$= 0.086625 ≒ 0.0866$

(2) $t=16$ を代入すると、$C_0 = 50$
グラフは次のようになります。

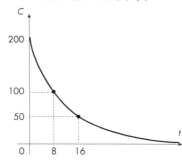

**問 6-3**

(1) 傾き $k = \dfrac{1}{3}$, $y$ 切片 $\dfrac{1}{C_0} = \dfrac{1}{2} = 0.5$ の直線
となります。
半減期 $t_{1/2} = \dfrac{1}{kC_0} = \dfrac{1}{\dfrac{1}{3} \times 2} = \dfrac{3}{2} = 1.5$
より、グラフは次のようになります。

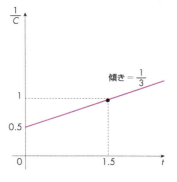

(2) $\dfrac{1}{C} = \dfrac{1}{3}t + \dfrac{1}{2} = \dfrac{2t+3}{6}$
よって、
$$C = \dfrac{6}{2t+3} = \dfrac{3}{t+\dfrac{3}{2}}$$

これは、双曲線 $C = \dfrac{3}{t}$ を $t$ 軸方向に $-\dfrac{3}{2}$
平行移動したものとなります。
また、初濃度 $C_0 = 2$、
半減期 $t_{1/2} = \dfrac{1}{k \cdot C_0} = \dfrac{3}{2} = 1.5$ です。

よって、グラフは次の実線ようになります。

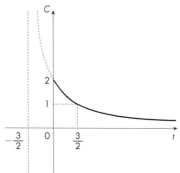

**問 6-4**

$X = \dfrac{k_0}{k_e}(1-e^{-k_e t})$ のグラフは例題 6-4 と同様に、

$X = \dfrac{k_0}{k_e}e^{-kt}$ のグラフを $X = \dfrac{k_0}{2k_e}$ について対称移動したものです。

よって、グラフは次の赤線ようになります。

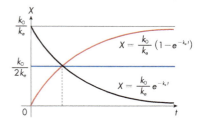

**問 6-5**

(1) グラフは直線で、その傾きは
$\dfrac{1.3-1.9}{5-2} = \dfrac{-0.6}{3} = -0.2$ となります。

関数の式から、$-\dfrac{k}{2.303} = -0.2$ となり、
$k = 0.2 \times 2.303 = 0.4606$
が得られます。
また、関数は、$\log C = -0.2t + \log C_0$ となり、
点 $(2, 1.9)$ を通るので、$t=2$、$\log C = 1.9$
を代入して、

$1.9 = -0.2 \times 2 + \log C_0$ を得ます。

よって、$\log C_0 = 1.9 + 0.4 = 2.3$

したがって、

$C_0 = 10^{2.3} = 10^2 \times 10^{0.3} = 100 \times 2 = 200$

となります。

(2) グラフは直線で、2 点 $(8,\ 4.02)$, $(20,\ 10.02)$ を通るので、

その傾きは、$k = \dfrac{10.02 - 4.02}{20 - 8} = \dfrac{6}{12} = 0.5$

となります。

また、関数は、$\dfrac{1}{C} = 0.5t + \dfrac{1}{C_0}$ となり、

点 $(8,\ 4.02)$ を通るので、$t = 8$、$\dfrac{1}{C} = 4.02$

を代入して、

$4.02 = 0.5 \times 8 + \dfrac{1}{C_0}$ を得ます。

よって、$\dfrac{1}{C_0} = 4.02 - 4 = 0.02$

したがって、$C_0 = \dfrac{1}{0.02} = 50$ となります。

## 国試にチャレンジ 6-1

(a) グラフより、濃度の常用対数と時間の間に直線関係がありますので、分解は 1 次反応です。

\*本問は縦軸の濃度の時間変化が、常用対数でプロットされていますが、自然対数でのプロットでも 1 次反応では直線を示します。

正解：1 次反応

(b) 1 次反応ですから、

$\log C = -\dfrac{k_1}{2.303} \times t + \log C_0 \cdots\cdots\cdots$①

グラフの傾きを読み取ると、$-0.1$ ですから、

$-\dfrac{k_1}{2.303} = -0.1$ より、

$k_1 = 0.23\ \text{h}^{-1}$

(c) 1 次反応では、半減期 $(t_{1/2})$ と速度定数 $(k_1)$ の間には、

$k_1 = \dfrac{\ln 2}{t_{1/2}} = \dfrac{0.693}{t_{1/2}} \cdots\cdots\cdots$②

の関係が成立しています。

そこで(b)で求めた数値を $t_{1/2} = \dfrac{0.693}{k}$ 式へ

代入すると、

$t_{1/2} = \dfrac{0.693}{0.23} = 3.01 \fallingdotseq 3\ \text{h}$ となります。

(d) 99 % 分解すると、残量は 1 %（0.01）です。①式で傾きが $-0.1$ でしたから、各数値を代入すると、

$\log 0.01 C_0 = \log C_0 - 0.1t$ となります。

$0.1t = \log C_0 - \log 0.01 C_0$

$\qquad = \log \dfrac{C_0}{0.01 C_0} = \log 10^2 = 2$

よって、$t = \dfrac{2}{0.1} = 20\ \text{h}$

補遺：①式を記憶していなければ、1 次反応式の、$v = -\dfrac{dC}{dt} = kC$ を解き、時間経過と濃度変化の関係がグラフで示すように 1 次関数となる①式を誘導して考えます。国試受験時には、$\log C = -\dfrac{k_1}{2.303}t + \log C_0$ は必ず記憶しておくべきです。

②式を記憶していなければ、上述の①式へ $t = t_{1/2}$、$C = \dfrac{1}{2}C_0$ を代入して、②式を誘導して考えます。国試受験時に $k_1 = \dfrac{0.693}{t_{1/2}}$ は必ず記憶しておくべきです。

## 国試にチャレンジ 6-2

問題文より、X は 0 次反応ですから、

$C = -k_0 \times t + C_0 \cdots\cdots\cdots$①

を用いて、0 次の反応速度定数 $k_0$ を求めます。

そこで、3 か月後に濃度は、$\dfrac{5}{8}C_0$ とありますので、

$\dfrac{5}{8}C_0 = -k_0 \times 3 + C_0$ より、

$k_0 = \dfrac{1}{8}C_0$ となります。

一方、Y は 1 次反応ですから、反応半減期 $(t_{1/2})$ と経過時間 $(t)$ には、

$C = C_0 \left(\dfrac{1}{2}\right)^{\frac{t}{t_{1/2}}} \cdots\cdots\cdots$②

の関係式がありますので、これを利用します。問題文から、$t_{1/2} = 3$ が得られます。

②式を用いると、

Y は 6 か月で $\dfrac{1}{4}C_0$、9 か月で $\dfrac{1}{8}C_0$ となることが計算できます。

そこで、0 次反応 X の 6 か月後を①式と求めた $k_0$ を用い予測計算します。

$C = -\dfrac{1}{8}C_0 \times 6 + C_0 = \dfrac{1}{4}C_0$

となり、両薬物は、6 か月後に濃度が一致します。

正解：6 か月後

補遺：①式を記憶していなければ、0 次反応式の基本式 $v=-\dfrac{dC}{dt}=k$ を解き、$C=-k_0 t+C_0$ を誘導して考えます。国試受験時には、$C=-k_0 t+C_0$ は記憶しておくべきです。

②式も 1 次反応を考える際、便利な関係式ですので、記憶しておくべきです。

## 第 7 章　解答

**問 7-1**

(1) $f(-1)=2\times(-1)^2+4=2+4=6$

$f(2+h)=2\times(2+h)^2+4$
$\qquad =2(4+4h+h^2)+4$
$\qquad =12+8h+2h^2$

$f(x+h)=2(x+h)^2+4$
$\qquad =2(x^2+2hx+h^2)+4$
$\qquad =2x^2+4hx+2h^2+4$

(2) $f'(x)=\displaystyle\lim_{h\to 0}\frac{f(x+h)-f(x)}{h}$

$\qquad =\displaystyle\lim_{h\to 0}\frac{2(x+h)^2+4-(2x^2+4)}{h}$

$\qquad =\displaystyle\lim_{h\to 0}\frac{2x^2+4hx+2h^2+4-2x^2-4}{h}$

$\qquad =\displaystyle\lim_{h\to 0}\frac{h(4x+2h)}{h}=\lim_{h\to 0}(4x+2h)$

$\qquad =4x$

**問 7-2-1**　(1) $y'=-4\times 3x^2=-12x^2$

(2) $y'=3\times(-2)x^{-3}=-6x^{-3}$

(3) $y'=2\times\dfrac{1}{2}x^{-\frac{1}{2}}=x^{-\frac{1}{2}}$

(4) $y'=-3\times\left(-\dfrac{4}{3}\right)x^{-\frac{7}{3}}=4x^{-\frac{7}{3}}$

(5) $y=-\dfrac{2}{3}x^{-3}$ より、

$\qquad y'=-\dfrac{2}{3}\times(-3)x^{-4}=\dfrac{2}{x^4}$

(6) $y=\dfrac{3x^3}{x^2}-\dfrac{2x}{x^2}+\dfrac{5}{x^2}=3x-2x^{-1}+5x^{-2}$

より、

$\qquad y'=3\times 1-2\times(-1)x^{-2}+5\times(-2)x^{-3}$

$\qquad =3+\dfrac{2}{x^2}-\dfrac{10}{x^3}$

**問 7-2-2**

(1) $y=\sqrt{x^3}=x^{\frac{3}{2}}$ より、$y'=\dfrac{3}{2}x^{\frac{1}{2}}=\dfrac{3}{2}\sqrt{x}$

(2) $y=\dfrac{4}{\sqrt[3]{x^2}}=\dfrac{4}{x^{\frac{2}{3}}}=4x^{-\frac{2}{3}}$ より、

$\qquad y'=4\times\left(-\dfrac{2}{3}\right)x^{-\frac{5}{3}}=-\dfrac{8}{3x^{\frac{5}{3}}}=-\dfrac{8}{3\sqrt[3]{x^5}}$

または、

$\qquad y'=-\dfrac{8}{3x^{1+\frac{2}{3}}}=-\dfrac{8}{3x\cdot x^{\frac{2}{3}}}=-\dfrac{8}{3x\sqrt[3]{x^2}}$

(3) $y=-\dfrac{1}{x\sqrt{x}}=-\dfrac{1}{x\cdot x^{\frac{1}{2}}}=-\dfrac{1}{x^{\frac{3}{2}}}=-x^{-\frac{3}{2}}$

より、$y'=-\left(-\dfrac{3}{2}\right)x^{-\frac{5}{2}}=\dfrac{3}{2x^{\frac{5}{2}}}=\dfrac{3}{2\sqrt{x^5}}$

または、$y'=\dfrac{3}{2x^{2+\frac{1}{2}}}=\dfrac{3}{2x^2\sqrt{x}}$

(4) $y=2\sqrt{x^3}-6\sqrt[3]{x^2}+4\sqrt{x}=2x^{\frac{3}{2}}-6x^{\frac{2}{3}}+4x^{\frac{1}{2}}$

より、

$\qquad y'=2\times\dfrac{3}{2}x^{\frac{1}{2}}-6\times\dfrac{2}{3}x^{-\frac{1}{3}}+4\times\dfrac{1}{2}x^{-\frac{1}{2}}$

$\qquad =3x^{\frac{1}{2}}-\dfrac{4}{x^{\frac{1}{3}}}+\dfrac{2}{x^{\frac{1}{2}}}$

$\qquad =3\sqrt{x}-\dfrac{4}{\sqrt[3]{x}}+\dfrac{2}{\sqrt{x}}$

(5) $y=4\sqrt[3]{x^4}+\dfrac{2}{\sqrt{x}}=4x^{\frac{4}{3}}+\dfrac{2}{x^{\frac{1}{2}}}$

$\qquad =4x^{\frac{4}{3}}+2x^{-\frac{1}{2}}$

より、

$\qquad y'=4\times\dfrac{4}{3}x^{\frac{1}{3}}+2\times\left(-\dfrac{1}{2}\right)x^{-\frac{3}{2}}$

$\qquad =\dfrac{16}{3}\sqrt[3]{x}-\dfrac{1}{x^{\frac{3}{2}}}=\dfrac{16}{3}\sqrt[3]{x}-\dfrac{1}{\sqrt{x^3}}$

または、$y'=\dfrac{16}{3}\sqrt[3]{x}-\dfrac{1}{x\sqrt{x}}$

**問 7-3-1** (1) $y' = (2x+5)'(x-2)+(2x+5)(x-2)' = 2(x-2)+(2x+5)1 = 4x+1$

(2) $y' = (x^2+1)'(2x^2-2x+1)+(x^2+1)(2x^2-2x+1)'$

$\quad = 2x(2x^2-2x+1)+(x^2+1)(4x-2)$

$\quad = 4x^3-4x^2+2x+4x^3-2x^2+4x-2 = 8x^3-6x^2+6x-2$

(3) $y' = \dfrac{(3x-1)'(2x+3)-(3x-1)(2x+3)'}{(2x+3)^2} = \dfrac{3(2x+3)-(3x-1)2}{(2x+3)^2} = \dfrac{11}{(2x+3)^2}$

(4) $y' = -\dfrac{2(x^2+x+1)'}{(x^2+x+1)^2} = -\dfrac{2(2x+1)}{(x^2+x+1)^2}$

$\boxed{\left(\dfrac{1}{f(x)}\right)' = \dfrac{0 \times f(x)-1 \times f'(x)}{(f(x))^2} = -\dfrac{f'(x)}{(f(x))^2}}$

(5) $y' = \dfrac{(x^2-1)'(x^2+1)-(x^2-1)(x^2+1)'}{(x^2+1)^2} = \dfrac{2x(x^2+1)-(x^2-1)2x}{(x^2+1)^2} = \dfrac{4x}{(x^2+1)^2}$

**問 7-3-2** (1) $u = x^2+2x+2$ とおくと、$y = u^3$

$\quad$ よって、$y' = \dfrac{dy}{du} \cdot \dfrac{du}{dx} = 3u^2 \, (2x+2) = 3u^2 \times 2(x+1) = 6(x+1)(x^2+2x+2)^2$

(2) $u = 4x+3$ とおくと、$y = \dfrac{1}{u^2} = u^{-2}$

$\quad$ よって、$y' = \dfrac{dy}{du} \cdot \dfrac{du}{dx} = -2u^{-3} \times 4 = -8(4x+3)^{-3} = -\dfrac{8}{(4x+3)^3}$

(3) $u = 2x-5$ とおくと、$y = \sqrt{u} = u^{\frac{1}{2}}$

$\quad$ よって、$y' = \dfrac{dy}{du} \cdot \dfrac{du}{dx} = \dfrac{1}{2}u^{-\frac{1}{2}} \times 2 = \dfrac{1}{\sqrt{u}} = \dfrac{1}{\sqrt{2x-5}}$

(4) $u = x^2-x+1$ とおくと、$y = -2\sqrt[3]{u^2} = -2u^{\frac{2}{3}}$

$\quad$ よって、$y' = \dfrac{dy}{du} \cdot \dfrac{du}{dx} = -2 \times \dfrac{2}{3}u^{-\frac{1}{3}}\,(2x-1) = -\dfrac{4(2x-1)}{3\sqrt[3]{u}} = -\dfrac{4(2x-1)}{3\sqrt[3]{x^2-x+1}}$

(5) $u = 5x+2$ とおくと、$y = -\dfrac{3}{2\sqrt{u}} = -\dfrac{3}{2}u^{-\frac{1}{2}}$

$\quad$ よって、$y' = \dfrac{dy}{du} \cdot \dfrac{du}{dx} = -\dfrac{3}{2} \times \left(-\dfrac{1}{2}\right)u^{-\frac{3}{2}} \times 5 = \dfrac{15}{4\sqrt{u^3}} = \dfrac{15}{4\sqrt{(5x+2)^3}}$

**問 7-4-1** (1) $y' = 4 \times 5(4x+3)^4 = 20(4x+3)^4$

(2) $y' = 2 \times 3 \times \left(-\dfrac{1}{2}\right)(3x+5)^{-\frac{3}{2}} = -3(3x+5)^{-\frac{3}{2}}$

(3) $y = \dfrac{1}{(3x+2)^3} = (3x+2)^{-3}$ より、$y' = 3 \times (-3)(3x+2)^{-4} = -\dfrac{9}{(3x+2)^4}$

(4) $y = \dfrac{2}{x+1} = 2(x+1)^{-1}$ より、$y' = 2 \times 1 \times (-1) \times (x+1)^{-2} = -\dfrac{2}{(x+1)^2}$

(5) $y = (1-x)^{\frac{1}{3}}$ より、$y' = (-1) \times \dfrac{1}{3} \times (1-x)^{-\frac{2}{3}} = -\dfrac{1}{3\sqrt[3]{(1-x)^2}}$

(6) $y = \dfrac{1}{3\sqrt{5x+2}} = \dfrac{1}{3}(5x+2)^{-\frac{1}{2}}$ より、$y' = \dfrac{1}{3} \times 5 \times \left(-\dfrac{1}{2}\right) \times (5x+2)^{-\frac{3}{2}} = -\dfrac{5}{6\sqrt{(5x+2)^3}}$

**問 7-4-2**

(1) $y' = -\dfrac{3}{2}(2x^2+1)'(2x^2+1)^{-\frac{5}{2}} = -\dfrac{3}{2} \times 4x(2x^2+1)^{-\frac{5}{2}} = -6x(2x^2+1)^{-\frac{5}{2}}$

(2) $y = 4(x^3-1)^{\frac{1}{2}}$ より、$y' = 4\left(\dfrac{1}{2}\right)(x^3-1)'(x^3-1)^{-\frac{1}{2}} = 2 \times 3x^2\,(x^3-1)^{-\frac{1}{2}} = \dfrac{6x^2}{\sqrt{x^3-1}}$

(3) $y = \dfrac{3}{\sqrt{x^2+1}} = 3(x^2+1)^{-\frac{1}{2}}$ より、

$\quad y' = 3\left(-\dfrac{1}{2}\right)(x^2+1)'(x^2+1)^{-\frac{3}{2}} = -\dfrac{3}{2} \times 2x(x^2+1)^{-\frac{3}{2}} = -\dfrac{3x}{\sqrt{(x^2+1)^3}}$

**問 7-5** (1) $y' = \{(x^2+1)^2\}'(2x-1)^3 + (x^2+1)^2\{(2x-1)^3\}'$

$\qquad = 2(x^2+1)'(x^2+1)(2x-1)^3 + (x^2+1)^2 \times 2 \times 3(2x-1)^2$

$\qquad = 4x(x^2+1)(2x-1)^3 + 6(x^2+1)^2(2x-1)^2$

$\qquad = 2(x^2+1)(2x-1)^2\{2x(2x-1)+3(x^2+1)\}$

$\qquad = 2(x^2+1)(2x-1)^2(7x^2-2x+3)$

(2) $y' = \dfrac{\{(x+1)^2\}'(x-1)-(x+1)^2(x-1)'}{(x-1)^2} = \dfrac{2(x+1)(x-1)-(x+1)^2\times 1}{(x-1)^2}$

$\qquad = \dfrac{(x+1)\{2(x-1)-(x+1)\}}{(x-1)^2} = \dfrac{(x+1)(2x-2-x-1)}{(x-1)^2} = \dfrac{(x+1)(x-3)}{(x-1)^2}$

(3) $y' = \dfrac{\{(3x-2)^3\}'(x+3)^2-(3x-2)^3\{(x+3)^2\}'}{(x+3)^4} = \dfrac{3\times 3(3x-2)^2(x+3)^2-(3x-2)^3\times 1\times 2\times(x+3)}{(x+3)^4}$

$\qquad = \dfrac{9(3x-2)^2(x+3)^2-2(3x-2)^3(x+3)}{(x+3)^4} = \dfrac{(3x-2)^2(x+3)\{9(x+3)-2(3x-2)\}}{(x+3)^4}$

$\qquad = \dfrac{(3x-2)^2(3x+31)}{(x+3)^3}$

**問 7-6-1**

(1) $y' = \dfrac{1}{x\ln 5}$ 　　(2) $y' = -2 \times \dfrac{1}{x\ln 2} = -\dfrac{2}{x\ln 2}$

(3) $y = 2\log x$ より、$y' = \dfrac{2}{x\ln 10}$ 　　(4) $y = 2\ln x^{-1} = -2\ln x$ より、$y' = -\dfrac{2}{x}$

(5) $y' = 2^x\ln 2$ 　　(6) $y' = 4 \times 5^x\ln 5$

**問 7-6-2**

(1) $y' = \dfrac{2}{2x+5}$ 　　(2) $y' = \dfrac{2\times 3}{(3x-2)\ln 10} = \dfrac{6}{(3x-2)\ln 10}$

(3) $y' = 5 \times 2e^{2x+1} = 10e^{2x+1}$ 　　(4) $y' = 50(-0.4)e^{-0.4x} = -20e^{-0.4x}$

(5) $y' = (-1)\times 10^{-x+2}\ln 10 = -10^{-x+2}\ln 10$ 　　(6) $y = \sqrt{e^x} = e^{\frac{x}{2}}$ より、$y' = \dfrac{1}{2}e^{\frac{x}{2}}$

**問 7-6-3**

(1) $y' = \dfrac{(x^2+x+1)'}{x^2+x+1} = \dfrac{2x+1}{x^2+x+1}$

(2) $y = \ln\sqrt{x^2+1} = \ln(x^2+1)^{\frac{1}{2}} = \dfrac{1}{2}\ln(x^2+1)$ より、$y' = \dfrac{1}{2}\times\dfrac{(x^2+1)'}{x^2+1} = \dfrac{1}{2}\times\dfrac{2x}{x^2+1} = \dfrac{x}{x^2+1}$

(3) $y' = (-x^2+3x)'e^{-x^2+3x} = (-2x+3)e^{-x^2+3x}$

(4) $y' = \dfrac{(e^{-x}+1)'}{e^{-x}+1} = \dfrac{(-x)'e^{-x}+0}{e^{-x}+1} = \dfrac{-e^{-x}}{e^{-x}+1}$

(5) $y' = 2(e^x+e^{-x})'(e^x+e^{-x}) = 2(e^x-e^{-x})(e^x+e^{-x}) = 2(e^{2x}-e^{-2x})$

(6) $y' = 3(\ln x)'(\ln x)^2 = 3\times\dfrac{1}{x}\times(\ln x)^2 = \dfrac{3(\ln x)^2}{x}$ 　　$\boxed{\text{(5)と(6)は } \{(f(x))^\alpha\}' = \alpha f'(x)\{f(x)\}^{\alpha-1}}$

**問 7-7**

(1) $y' = (x+3)'\ln x + (x+3)(\ln x)' = 1\times\ln x + (x+3)\times\dfrac{1}{x} = \ln x + 1 + \dfrac{3}{x}$

(2) $y' = \dfrac{(x)'\times\ln x - x\times(\ln x)'}{(\ln x)^2} = \dfrac{1\times\ln x - x\times\dfrac{1}{x}}{(\ln x)^2} = \dfrac{\ln x - 1}{(\ln x)^2}$

(3) $y' = (x)'\times e^{2x} + x(e^{2x})' = 1\times e^{2x} + x\times 2e^{2x} = (2x+1)e^{2x}$

(4) $y = \dfrac{x+1}{e^x} = (x+1)e^{-x}$ より、

$$y' = (x+1)'e^{-x} + (x+1)(e^{-x})' = 1 \times e^{-x} + (x+1)(-e^{-x})$$
$$= (1-x-1)e^{-x} = -xe^{-x}$$

## 問 7-8

(1) $C_A = -kt + C_0$ を $t$ について微分すると、$\dfrac{dC_A}{dt} = -k \times 1 = -k$

よって、$-\dfrac{dC_A}{dt} = k$ となります。

(2) $\dfrac{1}{C_A} = kt + \dfrac{1}{C_0}$ の両辺を $t$ について微分します。

左辺 $= C_A^{-1}$、$C_A$ は $t$ の関数ですから、$t$ について微分すると、

$$\left(\dfrac{1}{C_A}\right)' = (C_A^{-1})' = -1 \times C_A' C_A^{-2} = -\dfrac{dC_A}{dt} \times \dfrac{1}{C_A^2}$$

一方、右辺を $t$ について微分すると、$\left(kt + \dfrac{1}{C_0}\right)' = k \times 1 = k$ となりますので、

$-\dfrac{dC_A}{dt} \times \dfrac{1}{C_A^2} = k$ の両辺に $C_A^2$ をかけると、$-\dfrac{dC_A}{dt} = kC_A^2$ となります。

## 問 7-9

(1) $C$ を $y$、$t$ を $x$ と考えて微分します。

$$\dfrac{dC}{dt} = 100 \times (-0.02)e^{-0.02t} = -2e^{-0.02t}$$

(2) 少しみづらいですが、$\alpha_{Ha}$ を $y$、pH を $x$ と考えて微分します。

$$\dfrac{d\alpha_{Ha}}{d\,\mathrm{pH}} = -\dfrac{(1+10^{\mathrm{pH}-\mathrm{p}Ka})'}{(1+10^{\mathrm{pH}-\mathrm{p}Ka})^2} = -\dfrac{(\mathrm{pH}-\mathrm{p}Ka)'10^{\mathrm{pH}-\mathrm{p}Ka}\ln 10}{(1+10^{\mathrm{pH}-\mathrm{p}Ka})^2} = -\dfrac{10^{\mathrm{pH}-\mathrm{p}Ka}\ln 10}{(1+10^{\mathrm{pH}-\mathrm{p}Ka})^2}$$

(3) $k$ を $y$、$[\mathrm{H^+}]$ を $x$ と考えて微分します。

$$\dfrac{dk}{d[\mathrm{H^+}]} = k_{\mathrm{H}} \times 1 + k_{\mathrm{OH}} K_W (-1)[\mathrm{H^+}]^{-2} = k_{\mathrm{H}} - \dfrac{k_{\mathrm{OH}} K_W}{[\mathrm{H^+}]^2}$$

## 問 7-10

(1) $\dfrac{\partial z}{\partial x} = 3 \times 1 + 0 = 3$　　$\dfrac{\partial z}{\partial y} = 0 + 4 \times 1 = 4$　　$dz = 3dx + 4dy$

(2) $z = (x+y)\ln y = x\ln y + y\ln y$ とし、

$y$ で偏微分するときは、積の微分公式を使います。

$$\dfrac{\partial z}{\partial x} = 1 \times \ln y + 0 = \ln y \qquad \dfrac{\partial z}{\partial y} = x \times \dfrac{1}{y} + 1 \times \ln y + y \times \dfrac{1}{y} = \dfrac{x}{y} + \ln y + 1$$

$$dz = (\ln y)dx + \left(\dfrac{x}{y} + \ln y + 1\right)dy$$

## 問 7-11

$f(x, y) = \sqrt{x}\sqrt[3]{y^2} = x^{\frac{1}{2}}y^{\frac{2}{3}}$ とおくと、

$$f_x(x, y) = \dfrac{1}{2}x^{\frac{1}{2}-1}y^{\frac{2}{3}} = \dfrac{x^{-\frac{1}{2}}y^{\frac{2}{3}}}{2} = \dfrac{\sqrt[3]{y^2}}{2\sqrt{x}} \qquad f_y(x, y) = \dfrac{2}{3}x^{\frac{1}{2}}y^{\frac{2}{3}-1} = \dfrac{2}{3}x^{\frac{1}{2}}y^{-\frac{1}{3}} = \dfrac{2\sqrt{x}}{3\sqrt[3]{y}}$$

よって、$f_x(1, 8) = \dfrac{\sqrt[3]{8^2}}{2\sqrt{1}} = \dfrac{2^2}{2} = 2 \qquad f_y(1, 8) = \dfrac{2\sqrt{1}}{3\sqrt[3]{8}} = \dfrac{2}{3 \times 2} = \dfrac{1}{3}$

また、$\Delta x = 1.01 - 1 = 0.01$、$\Delta y = 8.06 - 8 = 0.06$ より、

$$\Delta z \fallingdotseq 2 \times 0.01 + \dfrac{1}{3} \times 0.06 = 0.02 + 0.02 = 0.04$$

## 問 7-12

(1) $y' = 8x - 3 \qquad y'' = 8$

(2) $y' = -0.1e^{-0.1x} \qquad y'' = (-0.1)^2 e^{-0.1x} = 0.01e^{-0.1x}$

**120** 解答

(3) $\displaystyle y' = \frac{1}{x} = x^{-1}$ $\qquad$ $\displaystyle y'' = -1 \times x^{-2} = -\frac{1}{x^2}$

(4) $\displaystyle y' = -\frac{(1+10^x)'}{(1+10^x)^2} = -\frac{10^x \times \ln 10}{(1+10^x)^2}$ より、商の微分公式から、

$$y'' = -\ln 10 \times \frac{(10^x)'(1+10^x)^2 - 10^x \times \{(1+10^x)^2\}'}{(1+10^x)^4}$$

$$= -\ln 10 \times \frac{10^x \times \ln 10 \times (1+10^x)^2 - 10^x \times 2 \times 10^x \times \ln 10 \times (1+10^x)}{(1+10^x)^4}$$

$$= -(\ln 10)^2 \times \frac{10^x (1+10^x)(1+10^x - 2 \times 10^x)}{(1+10^x)^4} = -(\ln 10)^2 \times \frac{10^x (1-10^x)}{(1+10^x)^3}$$

## 第8章　解答

**問 8-1-1**　$C$ は積分定数とします。

(1) $\displaystyle \int 2x^{-4}\, dx = 2 \times \frac{1}{-4+1} x^{-4+1} + C = -\frac{2x^{-3}}{3} + C$

(2) $\displaystyle \int \left( x^{-\frac{1}{3}} + 4 \right) dx = \frac{1}{-\frac{1}{3}+1} x^{-\frac{1}{3}+1} + 4x + C = \frac{3}{2} x^{\frac{2}{3}} + 4x + C$

(3) $\displaystyle \int 3\sqrt{x}\, dx = \int 3x^{\frac{1}{2}}\, dx = 3 \times \frac{2}{3} x^{\frac{3}{2}} + C = 2\sqrt{x^3} + C$

(4) $\displaystyle \int \frac{2}{3\sqrt[3]{x^4}}\, dx = \int \frac{2}{3} x^{-\frac{4}{3}}\, dx = \frac{2}{3} \times \left( -\frac{3}{1} \right) x^{-\frac{1}{3}} + C = -\frac{2}{x^{\frac{1}{3}}} + C = -\frac{2}{\sqrt[3]{x}} + C$

(5) $\displaystyle \int \sqrt{x} \left( 3x + \frac{2}{x} \right) dx = \int \left( 3x^{\frac{3}{2}} + 2x^{-\frac{1}{2}} \right) dx = 3 \times \frac{2}{5} x^{\frac{5}{2}} + 2 \times \frac{2}{1} x^{\frac{1}{2}} + C = \frac{6}{5}\sqrt{x^5} + 4\sqrt{x} + C$

**問 8-1-2**　$C$ は積分定数とします。

(1) $\displaystyle \int 2^x\, dx = \frac{2^x}{\ln 2} + C$

(2) $\displaystyle \int \ln 5 \times 5^x\, dx = \ln 5 \times \frac{5^x}{\ln 5} + C = 5^x + C$

(3) $\displaystyle \int \frac{1}{4x}\, dx = \frac{1}{4} \ln |x| + C$

(4) $\displaystyle \int \frac{9x^3 - x}{3x^2}\, dx = \int \left( \frac{9x^3}{3x^2} - \frac{x}{3x^2} \right) dx = \int \left( 3x - \frac{1}{3x} \right) dx = \frac{3}{2} x^2 - \frac{1}{3} \ln |x| + C$

(5) $\displaystyle \int \left\{ e^x - \left( \frac{1}{e} \right)^x \right\} dx = e^x - \frac{\left( \frac{1}{e} \right)^x}{\ln \frac{1}{e}} + C = e^x - \frac{\left( \frac{1}{e} \right)^x}{\ln 1 - \ln e} + C = e^x - \frac{\left( \frac{1}{e} \right)^x}{0-1} + C = e^x + \left( \frac{1}{e} \right)^x + C$

(6) $\displaystyle \int \frac{3e^{2x} + 2e^x}{e^x}\, dx = \int \left( \frac{3e^{2x}}{e^x} + \frac{2e^x}{e^x} \right) dx = \int (3e^x + 2)\, dx = 3e^x + 2x + C$

**問 8-1-3**　$C$ は積分定数とします。

(1) $\displaystyle \int dC_A = \int 1\, dC_A = C_A + C$

(2) $\displaystyle \int \left( \frac{1}{C_A} + \frac{1}{C_A{}^2} \right) dC_A = \int \left( \frac{1}{C_A} + C_A{}^{-2} \right) dC_A = \ln |C_A| + \frac{1}{-1} C_A{}^{-1} + C = \ln |C_A| - \frac{1}{C_A} + C$

この問題で $C_A$ が薬物濃度を表しているときは、$|C_A| = C_A$ となります。

(3) $\displaystyle \int \left( -k + \frac{1}{t} \right) dt = -kt + \ln |t| + C$

(4) $\displaystyle \int e^t\, dt = e^t + C$

## 問 8-2

(1) $\displaystyle\int_{-1}^{2}(3x^3-x)dx$

$\displaystyle=\left[\frac{3}{4}x^4-\frac{1}{2}x^2\right]_{-1}^{2}$

$\displaystyle=\frac{3}{4}\times 2^4-\frac{1}{2}\times 2^2-\left\{\frac{3}{4}(-1)^4-\frac{1}{2}(-1)^2\right\}$

$\displaystyle=12-2-\left(\frac{3}{4}-\frac{1}{2}\right)=10-\frac{1}{4}=\frac{39}{4}$

(2) $\displaystyle\int_{1}^{8}\left(2\sqrt[3]{x}+\frac{1}{\sqrt[3]{x}}\right)dx$

$\displaystyle=\int_{1}^{8}\left(2x^{\frac{1}{3}}+x^{-\frac{1}{3}}\right)dx$

$\displaystyle=\left[2\times\frac{3}{4}x^{\frac{4}{3}}+\frac{3}{2}x^{\frac{2}{3}}\right]_{1}^{8}$

$\displaystyle=\left[\frac{3}{2}x\sqrt[3]{x}+\frac{3}{2}\sqrt[3]{x^2}\right]_{1}^{8}$

$\displaystyle=\frac{3}{2}\times 8\sqrt[3]{8}+\frac{3}{2}\sqrt[3]{8^2}-\left(\frac{3}{2}+\frac{3}{2}\right)$

$=24+6-3=27$

(3) $\displaystyle\int_{-1}^{1}(2^x+x^2)dx$

$\displaystyle=\left[\frac{2^x}{\ln 2}+\frac{1}{3}x^3\right]_{-1}^{1}$

$\displaystyle=\frac{2}{\ln 2}+\frac{1}{3}-\left(\frac{1}{2\ln 2}-\frac{1}{3}\right)=\frac{4-1}{2\ln 2}+\frac{2}{3}$

$\displaystyle=\frac{3}{2\ln 2}+\frac{2}{3}$

(4) $\displaystyle\int_{1}^{e}\frac{1}{2x}dx=\left[\frac{1}{2}\ln x\right]_{1}^{e}=\frac{1}{2}(\ln e-\ln 1)=\frac{1}{2}$

(5) $\displaystyle\int_{2}^{2e}\frac{-3x+1}{x}dx$

$\displaystyle=\int_{2}^{2e}\left(-\frac{3x}{x}+\frac{1}{x}\right)dx$

$\displaystyle=\int_{2}^{2e}\left(-3+\frac{1}{x}\right)dx$

$=[-3x+\ln x]_{2}^{2e}$

$=-6e+\ln 2e-(-6+\ln 2)$

$=-6e+\ln 2+\ln e+6-\ln 2=-6e+7$

(6) $\displaystyle\int_{0}^{1}(\ln 2\times 4^x+\ln 5\times 5^x)dx$

$\displaystyle=\left[\ln 2\times\frac{4^x}{\ln 4}+\frac{\ln 5\times 5^x}{\ln 5}\right]_{0}^{1}$

$\displaystyle=\left[\ln 2\times\frac{4^x}{2\ln 2}+5^x\right]_{0}^{1}=\left[\frac{4^x}{2}+5^x\right]_{0}^{1}$

$\displaystyle=2+5-\left(\frac{1}{2}+1\right)=6-\frac{1}{2}=\frac{11}{2}$

## 問 8-3-1

(1) $f(x)=2x^2-3$ において、

$f(-x)=2(-x)^2-3=2x^2-3=f(x)$

よって、偶関数

(2) $f(x)=4x^3+2x$ において、

$f(-x)=4(-x)^3+2(-x)=-(4x^3+2x)$

$=-f(x)$

よって、奇関数

(3) $f(x)=2(x-1)^2=2x^2-4x+2$ において、

$f(-x)=2(-x)^2-4(-x)+2=2x^2+4x+2$

よって、どちらでもない

(4) $f(x)=2^x+2^{-x}$ において、

$f(-x)=2^{-x}+2^{-(-x)}=2^{-x}+2^x=f(x)$

よって、偶関数

(5) $f(x)=x\times 4^x$ において、

$\displaystyle f(-x)=-x\times 4^{-x}=-x\times\frac{1}{4^x}$

よって、どちらでもない

(6) $f(x)=xe^{-x^2}$ において、

$f(-x)=-xe^{-(-x)^2}=-xe^{-x^2}=-f(x)$

よって、奇関数

(7) $f(x)=-x^2e^{x^2}$ において、

$f(-x)=-(-x)^2e^{(-x)^2}=-x^2e^{x^2}=f(x)$

よって、偶関数

正解：偶関数は(1)、(4)、(7)、奇関数は(2)、(6)

## 問 8-3-2

(1) 全体では奇関数でも偶関数でもありませんが、$x^3+x$ の部分は奇関数、$x^2+1$ の部分は偶関数です。分けて積分を計算すれば公式が使えます。

$\displaystyle\int_{-2}^{2}(x^3+x^2+x+1)dx$

$\displaystyle=\int_{-2}^{2}(x^3+x)dx+\int_{-2}^{2}(x^2+1)dx$

$\displaystyle=0+2\int_{0}^{2}(x^2+1)dx=2\left[\frac{1}{3}x^3+x\right]_{0}^{2}$

$\displaystyle=2\left(\frac{8}{3}+2-0\right)=\frac{28}{3}$

(2) $f(x)=3^x+3^{-x}$ とおくと、

$f(-x)=3^{-x}+3^{-(-x)}=f(x)$ より、偶関数

よって、

$\displaystyle\int_{-3}^{3}(3^x+3^{-x})dx$

$\displaystyle=2\int_{0}^{3}\left\{3^x+\left(\frac{1}{3}\right)^x\right\}dx$

$\displaystyle=2\left[\frac{3^x}{\ln 3}+\frac{1}{\ln\frac{1}{3}}\left(\frac{1}{3}\right)^x\right]_{0}^{3}$

$\displaystyle=2\left\{\frac{27}{\ln 3}+\frac{1}{-\ln 3}\times\frac{1}{27}-\left(\frac{1}{\ln 3}+\frac{1}{-\ln 3}\right)\right\}$

$$= 2\left(\frac{729-1}{27\ln 3}\right) = \frac{1456}{27\ln 3}$$

(3) $f(x) = e^x - e^{-x}$ とおくと、

$f(-x) = e^{-x} - e^x = -f(x)$ より、奇関数

よって、$\displaystyle\int_{-1}^{1}(e^x - e^{-x})dx = 0$

**問 8-4-1** $C$ は積分定数とします。

(1) $\displaystyle\int (3x-1)^4\,dx = \frac{1}{3}\times\frac{1}{5}(3x-1)^5 + C$

$$= \frac{1}{15}(3x-1)^5 + C$$

(2) $\displaystyle\int (x+2)^{-\frac{2}{3}}\,dx = \frac{1}{1}\times\frac{3}{1}(x+2)^{\frac{1}{3}} + C$

$$= 3(x+2)^{\frac{1}{3}} + C$$

(3) $\displaystyle\int \sqrt{5x+2}\,dx = \int (5x+2)^{\frac{1}{2}}\,dx$

$$= \frac{1}{5}\times\frac{2}{3}(5x+2)^{\frac{3}{2}} + C = \frac{2}{15}\sqrt{(5x+2)^3} + C$$

(4) $\displaystyle\int \frac{1}{2x-3}\,dx = \frac{1}{2}\ln|2x-3| + C$

(5) $\displaystyle\int \frac{2}{1-x}\,dx = 2\times\frac{1}{-1}\ln|1-x| + C$

$$= -2\ln|1-x| + C$$

(6) $\displaystyle\int 150e^{3t}\,dt = 150\times\frac{1}{3}e^{3t} + C = 50e^{3t} + C$

(7) $\displaystyle\int 10e^{-0.2t}\,dt = \frac{10}{-0.2}e^{-0.2t} + C$

$$= -50e^{-0.2t} + C$$

(8) $\displaystyle\int \sqrt{e^t}\,dt = \int e^{\frac{t}{2}}\,dt = \frac{2}{1}e^{\frac{t}{2}} + C = 2\sqrt{e^t} + C$

(9) $\displaystyle\int (e^x - e^{-x})^2\,dx = \int (e^{2x} - 2 + e^{-2x})\,dx$

$$= \frac{1}{2}e^{2x} - 2x + \frac{1}{-2}e^{-2x} + C$$

$$= \frac{1}{2}e^{2x} - 2x - \frac{1}{2}e^{-2x} + C$$

**問 8-4-2**

(1) $\displaystyle\int_0^1 (2x+1)^3\,dx = \left[\frac{1}{2}\times\frac{1}{4}(2x+1)^4\right]_0^1$

$$= \left[\frac{1}{8}(2x+1)^4\right]_0^1 = \frac{1}{8}(3^4 - 1)$$

$$= \frac{1}{8}\times 80 = 10$$

(2) $\displaystyle\int_0^1 \frac{1}{\sqrt{2x+1}}\,dx = \int_0^1 (2x+1)^{-\frac{1}{2}}\,dx$

$$= \left[\frac{1}{2}\times\frac{2}{1}(2x+1)^{\frac{1}{2}}\right]_0^1$$

$$= \left[\sqrt{2x+1}\right]_0^1 = \sqrt{3} - 1$$

(3) $\displaystyle\int_{2e}^{9e} \frac{1}{2x+3e}\,dx = \left[\frac{1}{2}\ln(2x+3e)\right]_{2e}^{9e}$

$$= \frac{1}{2}(\ln 21e - \ln 7e)$$

$$= \frac{1}{2}\ln\frac{21e}{7e} = \frac{1}{2}\ln 3$$

（$2e \leqq x \leqq 9e$ において、常に $2x+3e > 0$）

(4) $\displaystyle\int_{-3}^1 \frac{1}{3-2t}\,dt = \left[\frac{1}{-2}\ln(3-2t)\right]_{-3}^1$

$$= -\frac{1}{2}(\ln 1 - \ln 9) = \frac{1}{2}\ln 3^2$$

$$= \frac{1}{2}\times 2\ln 3 = \ln 3$$

（$-3 \leqq t \leqq 1$ において、常に $3-2t > 0$）

(5) $\displaystyle\int_0^2 200e^{-0.5t}\,dt$

$$= \left[\frac{200}{-0.5}e^{-0.5t}\right]_0^2 = \left[-400e^{-0.5t}\right]_0^2$$

$$= -400(e^{-1} - 1) = 400\left(1 - \frac{1}{e}\right)$$

(6) $\displaystyle\int_1^{\ln 4} \frac{e^{2x}+2}{e^x}\,dx$

$$= \int_1^{\ln 4}\left(\frac{e^{2x}}{e^x} + \frac{2}{e^x}\right)dx$$

$$= \int_1^{\ln 4}(e^x + 2e^{-x})\,dx$$

$$= \left[e^x + 2\times\frac{1}{-1}e^{-x}\right]_1^{\ln 4} = \left[e^x - \frac{2}{e^x}\right]_1^{\ln 4}$$

$$= e^{\ln 4} - \frac{2}{e^{\ln 4}} - \left(e - \frac{2}{e}\right) = 4 - \frac{2}{4} - e + \frac{2}{e}$$

$$= -e + \frac{7}{2} + \frac{2}{e}$$

**問 8-5** $C$ は積分定数とします。

(1) $\displaystyle\int 2x(x^2-3)^2\,dx$ において、

$t = x^2 - 3$ とおくと、$\dfrac{dt}{dx} = 2x$ より、

$dt = 2x\,dx$

よって、

$$\int 2x(x^2-3)^2\,dx = \int t^2\,dt = \frac{1}{3}t^3 + C$$

$$= \frac{1}{3}(x^2-3)^3 + C$$

(2) $\displaystyle\int x^2\sqrt{x^3+1}\,dx$ において、

$t = x^3 + 1$ とおくと、$\dfrac{dt}{dx} = 3x^2$ より、

$\dfrac{1}{3}dt = x^2\,dx$

よって、

解答　**123**

$$\int x^2 \sqrt{x^3+1}\,dx = \int \frac{1}{3}\sqrt{t}\,dt = \int \frac{1}{3}t^{\frac{1}{2}}\,dt$$
$$= \frac{1}{3} \times \frac{2}{3}t^{\frac{3}{2}} + C$$
$$= \frac{2}{9}\sqrt{t^3} + C$$
$$= \frac{2}{9}\sqrt{(x^3+1)^3} + C$$

(3) $\displaystyle\int \frac{2x-1}{x^2-x+1}dx$ において、

$t = x^2 - x + 1$ とおくと、$\dfrac{dt}{dx} = 2x-1$ より、

$dt = (2x-1)dx$

よって、

$$\int \frac{2x-1}{x^2-x+1}dx = \int \frac{1}{t}dt = \ln|\,t\,| + C$$
$$= \ln|\,x^2-x+1\,| + C$$
$$= \ln(x^2-x+1) + C$$

$x^2 - x + 1 = \left(x - \dfrac{1}{2}\right)^2 + \dfrac{3}{4} > 0$ より、絶対値

がとれます。

(4) $\displaystyle\int \frac{x^2}{x^3+1}dx$ において、

$t = x^3 + 1$ とおくと、$\dfrac{dt}{dx} = 3x^2$ より、

$\dfrac{1}{3}dt = x^2\,dx$

よって、

$$\int \frac{x^2}{x^3+1}dx = \int \frac{1}{3} \times \frac{1}{t}dt = \frac{1}{3}\ln|\,t\,| + C$$
$$= \frac{1}{3}\ln|\,x^3+1\,| + C$$

(5) $\displaystyle\int 2xe^{-x^2}\,dx$ において、

$t = -x^2$ とおくと、$\dfrac{dt}{dx} = -2x$ より、

$-dt = 2xdx$

よって、

$$\int 2xe^{-x^2}\,dx = \int (-e^t)dt = -e^t + C$$
$$= -e^{-x^2} + C$$

(6) $\displaystyle\int (x+1)e^{x^2+2x}\,dx$ において、

$t = x^2 + 2x$ とおくと、$\dfrac{dt}{dx} = 2x+2$ より、

$\dfrac{1}{2}dt = (x+1)dx$

よって、

$$\int (x+1)e^{x^2+2x}\,dx = \int \frac{1}{2}e^t\,dt = \frac{1}{2}e^t + C$$
$$= \frac{1}{2}e^{x^2+2x} + C$$

**問 8-6**

(1) $\displaystyle\int_1^2 2x(x^2-1)^2\,dx$ において、

$t = x^2 - 1$ とおくと、$\dfrac{dt}{dx} = 2x$ より、

$dt = 2xdx$

積分区間は次のとおりです。

| $x$ | $1 \to 2$ |
|---|---|
| $t$ | $0 \to 3$ |

よって、

$$\int_1^2 2x(x^2-1)^2\,dx = \int_0^3 t^2\,dt = \left[\frac{1}{3}t^3\right]_0^3$$
$$= \frac{1}{3}(27-0) = 9$$

(2) $\displaystyle\int_3^4 2x\sqrt{25-x^2}\,dx$ において、

$t = 25 - x^2$ とおくと、$\dfrac{dt}{dx} = -2x$ より、

$-dt = 2xdx$

積分区間は次のとおりです。

| $x$ | $3 \to 4$ |
|---|---|
| $t$ | $16 \to 9$ |

よって、

$$\int_3^4 2x\sqrt{25-x^2}\,dx$$
$$= \int_{16}^9 (-\sqrt{t})\,dt = -\int_{16}^9 t^{\frac{1}{2}}\,dt$$
$$= -\left[\frac{2}{3}t^{\frac{3}{2}}\right]_{16}^9 = -\left[\frac{2}{3}\sqrt{t^3}\right]_{16}^9$$
$$= -\frac{2}{3}\left(\sqrt{9^3} - \sqrt{16^3}\right) = -\frac{2}{3}(3^3 - 4^3)$$
$$= -\frac{2}{3}(27-64) = -\frac{2}{3}(-37) = \frac{74}{3}$$

(3) $\displaystyle\int_0^1 \frac{3x^2}{x^3+2}\,dx$ において、

$t = x^3 + 2$ とおくと、$\dfrac{dt}{dx} = 3x^2$ より、

$dt = 3x^2\,dx$

積分区間は次のとおりです。

| $x$ | $0 \to 1$ |
|---|---|
| $t$ | $2 \to 3$ |

よって、

$$\int_0^1 \frac{3x^2}{x^3+2}\,dx = \int_2^3 \frac{1}{t}\,dt = [\ln t]_2^3$$
$$= \ln 3 - \ln 2 = \ln\frac{3}{2}$$

(4) $\displaystyle\int_0^1 \frac{x^3}{2-x^4}\,dx$ において、

$t = 2 - x^4$ とおくと、$\dfrac{dt}{dx} = -4x^3$ より、

$$-\frac{1}{4}dt = x^3\,dx$$

積分区間は次のとおりです。

| $x$ | $0 \to 1$ |
|---|---|
| $t$ | $2 \to 1$ |

よって、

$$\int_0^1 \frac{x^3}{2-x^4}dx = \int_2^1 \left(-\frac{1}{4}\right) \times \frac{1}{t}dt$$
$$= -\frac{1}{4}\big[\ln t\big]_2^1 = -\frac{1}{4}(\ln 1 - \ln 2)$$
$$= \frac{\ln 2}{4}$$

(5) $\displaystyle\int_1^2 xe^{x^2}\,dx$ において、

$t = x^2$ とおくと、$\dfrac{dt}{dx} = 2x$ より、

$$\frac{1}{2}dt = xdx$$

積分区間は次のとおりです。

| $x$ | $1 \to 2$ |
|---|---|
| $t$ | $1 \to 4$ |

よって、

$$\int_1^2 xe^{x^2}\,dx = \int_1^4 \frac{1}{2}e^t\,dt = \frac{1}{2}\big[e^t\big]_1^4$$
$$= \frac{1}{2}(e^4 - e)$$

(6) $\displaystyle\int_0^{\ln 2} e^x\left(e^x-1\right)^3\,dx$ において、

$t = e^x - 1$ とおくと、$\dfrac{dt}{dx} = e^x$ より、

$$dt = e^x\,dx$$

積分区間は次のとおりです。

| $x$ | $0 \to \ln 2$ |
|---|---|
| $t$ | $0 \to 1$ |

よって、

$$\int_0^{\ln 2} e^x\left(e^x-1\right)^3\,dx = \int_0^1 t^3\,dt = \left[\frac{1}{4}t^4\right]_0^1 = \frac{1}{4}$$

**問 8-7** $C$ は積分定数とします。

(1) $\displaystyle\int (4x-3)(2x^2-3x+2)^{-3}\,dx$

$$= -\frac{1}{2}\left(2x^2-3x+2\right)^{-2} + C$$

(2) $\displaystyle\int_0^{\sqrt{3}} 2x\sqrt{x^2+1}\,dx$

$$= \int_0^{\sqrt{3}} 2x\left(x^2+1\right)^{\frac{1}{2}}dx = \left[\frac{2}{3}\left(x^2+1\right)^{\frac{3}{2}}\right]_0^{\sqrt{3}}$$
$$= \left[\frac{2}{3}\sqrt{(x^2+1)^3}\right]_0^{\sqrt{3}}$$
$$= \frac{2}{3}\left(\sqrt{4^3} - \sqrt{1}\right) = \frac{2}{3}(8-1) = \frac{14}{3}$$

(3) $\displaystyle\int \frac{x+1}{x^2+2x+4}dx = \int \frac{1}{2} \times \frac{2x+2}{x^2+2x+4}dx$

$$= \frac{1}{2}\ln(x^2+2x+4) + C$$

(4) $\displaystyle\int_0^{\ln 5} \frac{e^x}{e^x+1}dx = \big[\ln(e^x+1)\big]_0^{\ln 5}$

$$= \ln(e^{\ln 5}+1) - \ln(e^0+1)$$
$$= \ln 6 - \ln 2 = \ln \frac{6}{2} = \ln 3$$

(5) $\displaystyle\int 3x^2\,e^{x^3-1}\,dx = e^{x^3-1} + C$

(6) $\displaystyle\int_0^1 xe^{-x^2+1}\,dx = \frac{1}{-2}\int_0^1 \left(-2xe^{-x^2+1}\right)dx$

$$= -\frac{1}{2}\big[e^{-x^2+1}\big]_0^1 = -\frac{1}{2}(e^0 - e)$$
$$= \frac{1}{2}(e-1)$$

(7) $\displaystyle\int \frac{1}{x}(\ln x)^3\,dx = \int (\ln x)'(\ln x)^3\,dx$

$$= \frac{1}{4}(\ln x)^4 + C$$

**問 8-8** $C$ は積分定数とします。

(1) $\displaystyle\int x(x+2)^4\,dx$ において、

$t = x+2$ とおくと、$\dfrac{dt}{dx} = 1$ より、$dt = dx$

また、$x = t-2$
よって、

$$\int x(x+2)^4\,dx$$
$$= \int (t-2)t^4\,dt = \int \left(t^5 - 2t^4\right)dt$$
$$= \frac{1}{6}t^6 - \frac{2}{5}t^5 + C$$
$$= \frac{5}{30}t^6 - \frac{12}{30}t^5 + C = \frac{1}{30}t^5\,(5t-12) + C$$
$$= \frac{1}{30}(x+2)^5\,\{5(x+2)-12\} + C$$
$$= \frac{1}{30}(5x-2)(x+2)^5 + C$$

(2) $\displaystyle\int_{-1}^0 x\sqrt{x+1}\,dx$ において、

$t = x+1$ とおくと $\dfrac{dt}{dx} = 1$ より、$dt = dx$

また、$x = t-1$
積分区間は次のとおりです。

| $x$ | $-1 \to 0$ |
|---|---|
| $t$ | $0 \to 1$ |

よって、

解答 **125**

$$\int_{-1}^{0} x\sqrt{x+1}\,dx$$

$$= \int_{0}^{1} (t-1)\sqrt{t}\,dt = \int_{0}^{1}\left(t^{\frac{3}{2}}-t^{\frac{1}{2}}\right)dt$$

$$= \left[\frac{2}{5}t^{\frac{5}{2}}-\frac{2}{3}t^{\frac{3}{2}}\right]_{0}^{1} = \left[\frac{2}{5}\sqrt{t^5}-\frac{2}{3}\sqrt{t^3}\right]_{0}^{1}$$

$$= \frac{2}{5}\times 1 - \frac{2}{3}\times 1 - 0 = -\frac{4}{15}$$

(3) $\int x\sqrt{1-x}\,dx$ において、$t=1-x$ とおくと、

$\dfrac{dt}{dx}=-1$ より、$(-1)dt = dx$

また、$x=1-t$

よって、

$$\int x\sqrt{1-x}\,dx$$

$$= \int (1-t)\sqrt{t}\,(-1)dt = \int\left(t^{\frac{3}{2}}-t^{\frac{1}{2}}\right)dt$$

$$= \frac{2}{5}t^{\frac{5}{2}}-\frac{2}{3}t^{\frac{3}{2}}+C$$

$$= \frac{6}{15}t^2\sqrt{t}-\frac{10}{15}t\sqrt{t}+C$$

$$= \frac{2}{15}t\sqrt{t}\,(3t-5)+C$$

$$= \frac{2}{15}(1-x)\sqrt{1-x}\,(3-3x-5)+C$$

$$= \frac{2}{15}(3x+2)(x-1)\sqrt{1-x}+C$$

**問 8-9** $C$ は積分定数とします。

(1) $\displaystyle\int xe^{2x}\,dx = \frac{1}{2}e^{2x}\times x - \int \frac{1}{2}e^{2x}\times 1\,dx$

$$= \frac{1}{2}xe^{2x}-\frac{1}{2}\times\frac{1}{2}e^{2x}+C$$

$$= \frac{1}{4}(2x-1)e^{2x}+C$$

(2) $\displaystyle\int x\ln x\,dx = \frac{1}{2}x^2\ln x - \int \frac{1}{2}x^2\times\frac{1}{x}\,dx$

$$= \frac{1}{2}x^2\ln x - \int \frac{1}{2}x\,dx$$

$$= \frac{1}{2}x^2\ln x - \frac{1}{4}x^2+C$$

$$= \frac{1}{4}x^2\,(2\ln x-1)+C$$

(3) $\displaystyle\int_{0}^{3} x(x-3)^5\,dx$

$$= \left[\frac{1}{4}(x-3)^4 x\right]_{0}^{3} - \int_{0}^{3}\frac{1}{4}(x-3)^4\times 1\,dx$$

$$= 0-0-\left[\frac{1}{20}(x-3)^5\right]_{0}^{3}$$

$$= -\frac{1}{20}\{0-(-3)^5\} = -\frac{243}{20}$$

(4) $\displaystyle\int_{0}^{1} x^2 e^x\,dx$

$$= [x^2 e^x]_{0}^{1} - \boxed{\int_{0}^{1} 2xe^x\,dx}\ \ \boxed{\text{もう一度}\atop\text{部分積分}}$$

$$= e-0-2\left\{[xe^x]_{0}^{1}-\int_{0}^{1}1\times e^x\,dx\right\}$$

$$= e-2\{e-0-[e^x]_{0}^{1}\}$$

$$= e-2e+2(e-1) = e-2$$

**問 8-10-1**

(1) $\int\dfrac{dx}{(x-1)(x+1)}$ において、

$$\frac{1}{(x-1)(x+1)} = \frac{a}{x-1}+\frac{b}{x+1}\quad\cdots\cdots\cdots ①$$

とおくと、

右辺を通分して、

$$\text{右辺} = \frac{a(x+1)}{(x-1)(x+1)}+\frac{b(x-1)}{(x-1)(x+1)}$$

$$= \frac{a(x+1)+b(x-1)}{(x-1)(x+1)}$$

$$= \frac{(a+b)x+a-b}{(x-1)(x+1)} = \text{左辺}$$

左辺の分子は $1$ ですから、係数を比較して、
$a+b=0$、$a-b=1$ が成り立ちます。

これを解くと、$a=\dfrac{1}{2}$、$b=-\dfrac{1}{2}$ となります。

これを①式に代入して、

$$\int\frac{dx}{(x-1)(x+1)}$$

$$= \int\frac{1}{2}\left\{\frac{1}{x-1}-\frac{1}{x+1}\right\}dx$$

$$= \frac{1}{2}(\ln|x-1|-\ln|x+1|)+C$$

$$= \frac{1}{2}\ln\left|\frac{x-1}{x+1}\right|+C$$

(2) $\int\dfrac{2x}{(x-2)(x+2)}\,dx$ において、

$$\frac{2x}{(x-2)(x+2)} = \frac{a}{x-2}+\frac{b}{x+2}\quad\cdots\cdots\cdots ①$$

とおくと、

右辺を通分して、

$$\text{右辺} = \frac{a(x+2)}{(x-2)(x+2)}+\frac{b(x-2)}{(x-2)(x+2)}$$

$$= \frac{a(x+2)+b(x-2)}{(x-2)(x+2)}$$

$$= \frac{(a+b)x+2a-2b}{(x-2)(x+1)} = \text{左辺}$$

左辺の分子は $2x$ ですから、係数を比較して、
$a+b=2$、$2a-2b=0$ が成り立ちます。

これを解くと、$a=1$、$b=1$ となります。

これを①式に代入して、

$$\int \frac{2x}{(x-2)(x+2)}dx$$
$$= \int \left\{\frac{1}{x-2}+\frac{1}{x+2}\right\}dx$$
$$= \log|x-2|+\log|x+2|+C$$
$$= \log|(x-2)(x+2)|+C$$

(3) $\displaystyle\int \frac{2x^3-x^2-3x-3}{x^2-x-2}dx$ において、分母で分子を割り、商と余りを使って変形すると、

$$\int \frac{2x^3-x^2-3x-3}{x^2-x-2}dx$$
$$= \int \left\{2x+1+\frac{2x-1}{(x-2)(x+1)}\right\}dx$$

ここで、

$$\frac{2x-1}{(x-2)(x+1)} = \frac{a}{x-2}+\frac{b}{x+1} \quad\cdots\cdots\cdots①$$

とおくと、

$$右辺 = \frac{a(x+1)}{(x-2)(x+1)}+\frac{b(x-2)}{(x-2)(x+1)}$$
$$= \frac{a(x+1)+b(x-2)}{(x-2)(x+1)}$$
$$= \frac{(a+b)x+a-2b}{(x-2)(x+1)} = 左辺$$

左辺の分子は $2x-1$ ですから、係数を比較して、$a+b=2$、$a-2b=-1$ が成り立ちます。

これを解くと、$a=1$、$b=1$ となります。

これを①式に代入して、

$$\int \frac{2x^3-x^2-3x-3}{x^2-x-2}dx$$
$$= \int \left\{2x+1+\frac{2x-1}{(x-2)(x+1)}\right\}dx$$
$$= \int \left\{2x+1+\frac{1}{x-2}+\frac{1}{x+1}\right\}dx$$
$$= x^2+x+\ln|x-2|+\ln|x+1|+C$$
$$= x^2+x+\ln|(x-2)(x+1)|+C$$

**問 8-10-2** (1)

① $\displaystyle\int_0^L C_0 e^{-kt}dt = \left[\frac{C_0}{-k}e^{-kt}\right]_0^L$
$$= -\frac{C_0}{k}\left(e^{-kL}-1\right)$$

② $\displaystyle\int_0^L C_0 te^{-kt}dt$ 　　　↓部分積分法
$$= \left[\frac{C_0}{-k}e^{-kt}\,t\right]_0^L - \int_0^L \frac{C_0}{-k}e^{-kt}\times 1\,dt$$
$$= -\frac{C_0}{k}(Le^{-kL}-0)+\frac{C_0}{k}\left[\frac{1}{-k}e^{-kt}\right]_0^L$$
$$= -\frac{C_0 L}{k}e^{-kL}-\frac{C_0}{k^2}\left(e^{-kL}-1\right)$$
$$= -\frac{C_0 L}{k}e^{-kL}-\frac{C_0}{k^2}e^{-kL}+\frac{C_0}{k^2}$$

(2)

① $\displaystyle\lim_{L\to\infty}\int_0^L C_0 e^{-kt}dt = \lim_{L\to\infty}\left[-\frac{C_0}{k}\left(e^{-kL}-1\right)\right]$
$$= \lim_{L\to\infty}\left[-\frac{C_0}{k}\left(\frac{1}{e^{kL}}-1\right)\right]$$

ここで、$\displaystyle\lim_{L\to\infty}\frac{1}{e^{kL}}$ は分母が限りなく大きくなるので、0 に収束します。

よって、

$$\lim_{L\to\infty}\int_0^L C_0 e^{-kt}dt = -\frac{C_0}{k}(0-1) = \frac{C_0}{k}$$

② $\displaystyle\lim_{L\to\infty}\int_0^L C_0 te^{-kt}dt$
$$= \lim_{L\to\infty}\left[-\frac{C_0 L}{k}e^{-kL}-\frac{C_0}{k^2}e^{-kL}+\frac{C_0}{k^2}\right]$$
$$= \lim_{L\to\infty}\left[-\frac{C_0 L}{ke^{kL}}-\frac{C_0}{k^2 e^{kL}}+\frac{C_0}{k^2}\right]$$

ここで、$\displaystyle\lim_{L\to\infty}\frac{L}{e^{kL}}=0$、$\displaystyle\lim_{L\to\infty}\frac{1}{e^{kL}}=0$

よって、

$$\lim_{L\to\infty}\int_0^L C_0 te^{-kt}dt = 0-0+\frac{C_0}{k^2} = \frac{C_0}{k^2}$$

※ 本文において、

$$\mathrm{AUC} = \int_0^\infty C_0 e^{-kt}dt = \frac{C_0}{k}$$
$$\mathrm{AUMC} = \int_0^\infty C_0 te^{-kt}dt = \frac{C_0}{k^2}$$
$$\mathrm{MRT} = \frac{\mathrm{AUMC}}{\mathrm{AUC}} = \frac{1}{k} \quad となります。$$

**国試にチャレンジ 8-1**

問 1　$\displaystyle\mathrm{MRT_{po}} = \frac{\mathrm{AUMC}}{\mathrm{AUC}} = \frac{894.63}{79.022} ≒ 11.3\,\mathrm{h}$

正解：5（11 h）

MRT（Mean Residence Time）

AUC（Area Under the drug Concentration-time curve）：血中濃度時間曲線下面積、

AUMC：1次モーメント曲線下面積

問 2　$\displaystyle\mathrm{MRT_{iv}} = \frac{1}{k_e} = \frac{1}{0.119} ≒ 8.40\,\mathrm{h}$

正解：4（8 h）

補遺：以下の部分をわかっておくと応用が効きます。
(2)式の誘導

$\displaystyle\int_T^\infty tAe^{-\lambda t}dt$ に関して、

$\displaystyle\int f'(t)g(t)dt = f(t)g(t)-\int f(t)g'(t)dt$ を用いて積分すると、

$f'(t) = Ae^{-\lambda t}$、$g(t) = t$ とすると、

$f(t)=\dfrac{A}{\lambda}e^{-\lambda t}$、$g'(t)=1$ となります。したがって、

$$与式=\left[-\dfrac{A}{\lambda}e^{-\lambda t}t\right]_T^\infty+\dfrac{A}{\lambda}\int_T^\infty e^{-\lambda t}dt$$

$$=\dfrac{A}{\lambda}e^{-\lambda T}T+\dfrac{A}{\lambda}\left[-\dfrac{1}{\lambda}e^{-\lambda t}\right]_T^\infty$$

$$=\dfrac{TAe^{-\lambda T}}{\lambda}+\dfrac{Ae^{-\lambda T}}{\lambda^2}$$

(3)式の誘導

$$\int_T^\infty Ae^{-\lambda t}dt=A\int_T^\infty e^{-\lambda t}dt=-\dfrac{A}{\lambda}\left[e^{-\lambda t}\right]_T^\infty$$

$$=-\dfrac{A}{\lambda}\left(0-e^{-\lambda T}\right)=\dfrac{Ae^{-\lambda T}}{\lambda}$$

## 第9章 解答

### 問 9-1

(1) $-\dfrac{dy}{dx}=y$ の両辺に $dx$ をかけ、$y$ で割り、

$\dfrac{1}{y}dy=-dx$ と変形します。

両辺を積分すると、$\displaystyle\int\dfrac{1}{y}dy=\int(-1)dx$

より、

$\quad\ln|y|=-x+C$

> ここの変形は、$e^{\ln|y|}=e^{-x+C}$ とし、
> 左辺は、指数と対数の底が同じことから、
> $|y|=e^{-x+C}$ となることを覚えましょう

よって、$|y|=e^{-x+C}=e^C\cdot e^{-x}$ となります。
絶対値をとると、$y=\pm e^C\cdot e^{-x}$
$\pm e^C$ をあらためて $C$ に置き直すと、求める
一般解は、$y=C\cdot e^{-x}$（$C$ は任意定数）

(2) $\dfrac{1}{y}\cdot\dfrac{dy}{dx}=-3x^2$ の両辺に $dx$ をかけ、

$\dfrac{1}{y}dy=-3x^2dx$ と変形します。

両辺を積分し、

$\displaystyle\int\dfrac{1}{y}dy=\int(-3x^2)dx$ より、

$\ln|y|=-x^3+C$
よって、$|y|=e^{-x^3+C}=e^C\cdot e^{-x^3}$
絶対値をとると、$y=\pm e^C\cdot e^{-x^3}$
$\pm e^C$ をあらためて $C$ に置き直すと、求める
一般解は、$y=C\cdot e^{-x^3}$（$C$ は任意定数）

(3) $2y\cdot\dfrac{dy}{dx}=x$ の両辺に $dx$ をかけ、2 で割り、

$ydy=\dfrac{1}{2}xdx$ と変形します。

両辺を積分し、$\displaystyle\int ydy=\int\dfrac{1}{2}xdx$ より、

$\dfrac{1}{2}y^2=\dfrac{1}{4}x^2+C$

両辺を 2 倍して整理すると、

$\dfrac{x^2}{2}-y^2=-2C$

$-2C$ をあらためて $C$ に置き直すと、求める一般解は、$\dfrac{x^2}{2}-y^2=C$（$C$ は任意定数）

(4) $\dfrac{dy}{dx}=\dfrac{y^2}{x^2}$ の両辺に $dx$ をかけ、$y^2$ で割り、

$\dfrac{1}{y^2}dy=\dfrac{1}{x^2}dx$ と変形します。

両辺を積分し、$\displaystyle\int\dfrac{1}{y^2}dy=\int\dfrac{1}{x^2}dx$ より、

$\dfrac{1}{-1}y^{-1}=\dfrac{1}{-1}x^{-1}+C$

よって、$-\dfrac{1}{y}=-\dfrac{1}{x}+C$

これを整理すると、$\dfrac{1}{y}=\dfrac{1}{x}-C=\dfrac{1-Cx}{x}$

したがって、求める一般解は、$y=\dfrac{x}{1-Cx}$
（$C$ は任意定数）

(5) $\dfrac{1}{x(y+2)}\cdot\dfrac{dy}{dx}=-2$ の両辺に $xdx$ をかけ、

$\dfrac{1}{y+2}dy=-2xdx$ と変形します

両辺を積分し、$\displaystyle\int\dfrac{1}{y+2}dy=\int(-2x)dx$

より、$\ln|y+2|=-x^2+C$
よって、$|y+2|=e^{-x^2+C}=e^C\cdot e^{-x^2}$
絶対値をとると、$y+2=\pm e^C\cdot e^{-x^2}$
$\pm e^C$ をあらためて $C$ に置き直すと、
求める一般解は、$y=Ce^{-x^2}-2$（$C$ は任意
定数）

(6) $(x+1)\dfrac{dy}{dx}=2-y$ の両辺に $dx$ をかけ、

$(x+1)$ と $(2-y)$ で割り、

$\dfrac{1}{2-y}dy=\dfrac{1}{x+1}dx$ と変形します。

両辺を積分し、

$\displaystyle\int\dfrac{1}{2-y}dy=\int\dfrac{1}{x+1}dx$ より、

$\dfrac{1}{-1}\ln|2-y|=\ln|x+1|+C$

（左辺の $y$ の係数 $-1$ に注意）
よって、$\ln|2-y|+\ln|x+1|=-C$
$\ln$ の 2 項をまとめて、
$\ln|(2-y)(x+1)|=-C$

指数に直すと、$|(2-y)(x+1)|=e^{-C}$

絶対値をとると、$(y-2)(x+1)=\pm e^{-C}$

$\pm e^{-C}$ を $C$ に置き直して、$(y-2)(x+1)=C$

これを整理すると、一般解は、

$$y=\frac{C}{x+1}+2 \ (C \text{ は任意定数})$$

(7) $-\dfrac{dy}{dx}=3y^2$ の両辺に $dx$ をかけ、$-y^2$ で

割り、$\dfrac{1}{y^2}dy=-3dx$ と変形します。

両辺を積分し、$\displaystyle\int\frac{1}{y^2}dy=\int(-3)dx$ より、

$$\frac{1}{-1}y^{-1}=-3x+C$$

よって、$-\dfrac{1}{y}=-3x+C$

これを整理すると、$\dfrac{1}{y}=3x-C$

したがって、一般解は、$y=\dfrac{1}{3x-C}$ ($C$ は

任意定数)

初期条件 $x=0$ のとき、$y=1$ を代入し、

$1=\dfrac{1}{0-C}$ より、$C=-1$

求める特殊解は、$y=\dfrac{1}{3x+1}$

(8) $y'-3y=-2xy$ の $-3y$ を右辺に移行して
因数分解すると、$y'=y(-2x+3)$

$y'$ を $\dfrac{dy}{dx}$ に置き換えると、

$$\frac{dy}{dx}=y(-2x+3)$$

両辺に $dx$ をかけ、$y$ で割り、

$\dfrac{1}{y}dy=(-2x+3)dx$ と変形します。

両辺を積分し、

$\displaystyle\int\frac{1}{y}dy=\int(-2x+3)dx$ より、

$$\ln|y|=-x^2+3x+C$$

指数の式に直し、$|y|=e^{-x^2+3x+C}$

絶対値をとると、

$$y=\pm e^{-x^2+3x+C}=\pm e^C e^{-x^2+3x}$$

$\pm e^C$ をあらためて $C$ に置き直すと、一般解
は、$y=Ce^{-x^2+3x}$ ($C$ は任意定数)

初期条件 $x=1$ のとき、$y=3e^2$ を代入し、

$3e^2=Ce^{-1+3}$ より、$C=3$

よって、求める特殊解は、$y=3e^{-x^2+3x}$

**問 9-2**

$m\dfrac{dv}{dt}=mg-kv$ の両辺を $m$ で割り、

---

$\dfrac{dv}{dt}=g-\dfrac{kv}{m}=-\dfrac{k}{m}\left(v-\dfrac{mg}{k}\right)$ と変形します。

両辺に $dt$ をかけ、$v-\dfrac{mg}{k}$ で割り、

$\dfrac{1}{v-\dfrac{mg}{k}}dv=-\dfrac{k}{m}dt$ と変形します。

両辺を積分し、

$$\int\frac{1}{v-\frac{mg}{k}}dv=\int\left(-\frac{k}{m}\right)dt \text{ より、}$$

$$\ln\left|v-\frac{mg}{k}\right|=-\frac{k}{m}t+C$$

指数の式に直して、$\left|v-\dfrac{mg}{k}\right|=e^{-\frac{k}{m}t+C}$

絶対値をとると、$v-\dfrac{mg}{k}=\pm e^C e^{-\frac{k}{m}t}$

$\pm e^C$ を $C$ に置き直すと、

$v=\dfrac{mg}{k}+Ce^{-\frac{k}{m}t}$ ……①

初期条件 $t=0$ のとき、$v=0$ を代入して、

$$0=\frac{mg}{k}+C$$

よって、$C=-\dfrac{mg}{k}$

これを①式に代入して、

$v=\dfrac{mg}{k}-\dfrac{mg}{k}e^{-\frac{k}{m}t}=\dfrac{mg}{k}\left(1-e^{-\frac{k}{m}t}\right)$

**問 9-3-1**

(1) $y'+2y=3e^x+e^{-x}$ において、

$$F(x)=\int P(x)dx=\int 2dx=2x$$

よって、$e^{F(x)}=e^{2x}$, $e^{-F(x)}=\dfrac{1}{e^{F(x)}}=\dfrac{1}{e^{2x}}$

したがって、

$$\begin{aligned}
y&=\frac{1}{e^{2x}}\left\{\int(3e^x+e^{-x})e^{2x}dx+C\right\}\\
&=\frac{1}{e^{2x}}\left\{\int(3e^{3x}+e^x)dx+C\right\}\\
&=\frac{1}{e^{2x}}(e^{3x}+e^x+C)\\
&=e^x+\frac{1}{e^x}+\frac{C}{e^{2x}}
\end{aligned}$$

すなわち、一般解は、$y=e^x+\dfrac{1}{e^x}+\dfrac{C}{e^{2x}}$

($C$ は任意定数)

(2) $xy'-y=2x^3$ において、両辺を $x$ で割ると、

$$y'-\frac{1}{x}y=2x^2$$

$$F(x)=\int P(x)dx=\int\left(-\frac{1}{x}\right)dx=-\ln x$$

よって、

**解答** 　　**129**

$$e^{F(x)} = e^{-\ln x} = e^{\ln x^{-1}} = e^{\ln \frac{1}{x}} = \frac{1}{x}$$

$$e^{-F(x)} = \frac{1}{e^{F(x)}} = x$$

したがって、

$$y = x\left\{\int 2x^2 \cdot \frac{1}{x}\,dx + C\right\} = x\left\{\int 2x\,dx + C\right\}$$
$$= x(x^2 + C)$$

よって、一般解は、$y = x^3 + Cx$（$C$ は任意定数）

初期条件、$x = 1$ のとき、$y = 3$ を代入して、
$3 = 1 + C$

よって、$C = 2$

特殊解は、$y = x^3 + 2x$

(3) $y' + 2xy = 2x$ において、

$$F(x) = \int P(x)\,dx = \int 2x\,dx = x^2$$

よって、$e^{F(x)} = e^{x^2}$、$e^{-F(x)} = \frac{1}{e^{F(x)}} = \frac{1}{e^{x^2}}$

したがって、

$$y = \frac{1}{e^{x^2}}\left\{\int 2xe^{x^2}\,dx + C\right\} = \frac{1}{e^{x^2}}\left(e^{x^2} + C\right)$$
$$= 1 + Ce^{-x^2}$$

すなわち、一般解は、$y = 1 + Ce^{-x^2}$（$C$ は任意定数）

(4) $y' - 4y = 8$ において、

$$F(x) = \int P(x)\,dx = \int (-4)\,dx = -4x$$

よって、

$$e^{F(x)} = e^{-4x} = \frac{1}{e^{4x}},\ e^{-F(x)} = e^{4x}$$

したがって、

$$y = e^{4x}\left\{\int 8 \times \frac{1}{e^{4x}}\,dx + C\right\}$$
$$= e^{4x}\left\{\int 8e^{-4x}\,dx + C\right\} = e^{4x}\left(-2e^{-4x} + C\right)$$

よって、一般解は、$y = -2 + Ce^{4x}$（$C$ は任意定数）

初期条件、$x = 0$ のとき、$y = 0$ を代入して、
$0 = -2 + C$ よって、$C = 2$
特殊解は、$y = 2e^{4x} - 2$

**問 9-3-2**

$\dfrac{dX}{dt} = k_0 - k_e X$ より、$X' + k_e X = k_0$

$$F(t) = \int P(t)\,dt = \int k_e\,dt = k_e t$$

よって、$e^{F(t)} = e^{k_e t}$、$e^{-F(t)} = \dfrac{1}{e^{F(t)}} = \dfrac{1}{e^{k_e t}}$

したがって、

$$X = \frac{1}{e^{k_e t}}\left\{\int k_0 e^{k_e t}\,dt + C\right\} = \frac{1}{e^{k_e t}}\left(\frac{k_0}{k_e}e^{k_e t} + C\right)$$

よって、$X = \dfrac{k_0}{k_e} + \dfrac{C}{e^{k_e t}} = \dfrac{k_0}{k_e} + Ce^{-k_e t}$（$C$ は任意定数）……①

初期条件、$t = 0$ のとき、$X = 0$ を代入して、

$0 = \dfrac{k_0}{k_e} + C$ よって、$C = -\dfrac{k_0}{k_e}$

①に代入して、$X = \dfrac{k_0}{k_e} - \dfrac{k_0}{k_e}e^{-k_e t} = \dfrac{k_0}{k_e}\left(1 - e^{-k_e t}\right)$

### 国試にチャレンジ 9-1

**a は正しいです。**

吸収開始時点では体内に薬物は存在しないため消失速度は 0 である。

**b は誤っています。**

吸収過程のある 1-コンパートメントモデル式は、

$$C = \frac{k_a FD}{Vd(k_a - k_e)}\left(e^{-k_e t} - e^{-k_a t}\right)$$

$k_a$ は吸収速度定数、$F$ は生物学的利用率、$D$ は投与量を表します。

最高血中濃度到達時間（$t_{max}$）は、血中濃度推移の接線の傾きが水平になるところなので、微分すると 0 となる点です。よって、時間 $t$ で微分すると、

$$\frac{dC}{dt} = \frac{k_a FD}{Vd(k_a - k_e)}\left(-k_e e^{-k_e t} + k_a e^{-k_a t}\right) = 0$$

となり、$k_a e^{-k_a t_{max}} - k_e e^{-k_e t_{max}} = 0$、これを変形すると、

$$k_a e^{-k_a t_{max}} = k_e e^{-k_e t_{max}}$$

$$\frac{k_a}{k_e} = \frac{e^{-k_e t_{max}}}{e^{-k_a t_{max}}}$$

両辺の自然対数をとると、

$$\ln\frac{k_a}{k_e} = \ln\frac{e^{-k_e t_{max}}}{e^{-k_a t_{max}}} = \ln e^{-k_e t_{max}} - \ln e^{-k_a t_{max}}$$

$$= -k_e t_{max} + k_a t_{max} = (k_a - k_e)t_{max}$$

$$t_{max} = \frac{1}{k_a - k_e}\ln\frac{k_a}{k_e}$$

したがって、投与量と $t_{max}$ には関係性がないことが分かります。

**c は誤っています。**

B 点は吸収速度 = 消失速度となる時点です。

**d は誤っています。**

吸収過程のある 1-コンパートメントモデル式は、

$$C = \frac{k_a FD}{Vd(k_a - k_e)}\left(e^{-k_e t} - e^{-k_a t}\right)$$

$$\text{AUC} = \int_0^\infty C dt$$

$$= \int_0^\infty \frac{k_a FD}{Vd(k_a - k_e)}(e^{-k_e t} - e^{-k_a t})dt$$

$$= \frac{k_a FD}{Vd(k_a - k_e)}\left[-\frac{e^{-k_e t}}{k_e} + \frac{e^{-k_a t}}{k_a}\right]_0^\infty$$

$$= \frac{k_a FD}{Vd(k_a - k_e)}\left(\frac{1}{k_e} - \frac{1}{k_a}\right)$$

$$= \frac{k_a FD}{Vd(k_a - k_e)} \cdot \frac{k_a - k_e}{k_e k_a} = \frac{FD}{Vd k_e}$$

したがって、AUC と $k_a$ には関係性がないことが分かります。

e は正しいです。

AUC と $k_e$ には反比例の関係があります。

正解：2（a、e）

## 国試にチャレンジ 9-2

a は誤りです

吸収過程のある 1- コンパートメントモデル式は、

$$C = \frac{k_a FD}{Vd(k_a - k_e)}e^{-k_e t} - e^{-k_a t}$$

$k_a$ は吸収速度定数、$F$ は生物学的利用率、$D$ は投与量を表します。

最高血中濃度到達時間（$t_{max}$）は、国試にチャレンジ 9-1 の b の解説より、

$$t_{max} = \frac{1}{k_a - k_e}\ln\frac{k_a}{k_e}$$ で与えられます。

よって、投与量を変化させても $t_{max}$ は変わりません。

b は誤りです。

a より $Vd$ を変化させても $t_{max}$ は変わりません。

c は正しいです。

a より、$k_a$ を変化させると $t_{max}$ も変わります。

d は誤りです。

a より、投与量を変化させても $t_{max}$ は変わりません。

e は正しいです。

$$k_e = \frac{CL}{Vd}$$ より、$CL$ を変化させると、$k_e$ も変わります。よって、消失相の傾きも変わります。

正解：6（c、e）

補遺：こういう部分をわかっておくと応用が効きます。

吸収過程のある 1- コンパートメントモデル式は、

$$C = \frac{k_a FD}{Vd(k_a - k_e)}(e^{-k_e t} - e^{-k_a t})$$

$$C_{max} = \frac{k_a FD}{Vd(k_a - k_e)}(e^{-k_e t_{max}} - e^{-k_a t_{max}}) \cdots\cdots ②$$

①式より、

$$e^{-k_a t_{max}} = \frac{k_e}{k_a}e^{-k_e t_{max}} \cdots\cdots ③$$

②式に③式を代入し、

$$C_{max} = \frac{k_a FD}{Vd(k_a - k_e)}\left(\frac{k_a - k_e}{k_a}\right)e^{-k_e t_{max}}$$

$$= \frac{FD}{Vd}e^{-k_e t_{max}} = \frac{FD}{Vd}\left(\frac{k_a}{k_e}\right)^{\frac{k_e}{k_e - k_a}}$$

より、$Vd$ を変化させると、$C_{max}$ も変わります。

## 国試にチャレンジ 9-3

全身クリアランス量 $CL$ は、

$$CL = \frac{R(投与速度)}{C_{ss,ave}} = \frac{100\,\text{mg/hr}}{20\,\mu\text{g/mL}} = 5\,\text{L}\,\text{h}^{-1}$$ です。

持続点滴静注で定常状態血中濃度の半分に到達する時間は、半減期に等しくなります。すなわち、

$$k_e = \frac{\ln 2}{t_{1/2}} = \frac{0.693}{2} = 0.3465\,\text{h}^{-1}$$ となります。

分布容積 $Vd$ は、

$$Vd = \frac{CL}{k_e} = \frac{5[\text{L}\,\text{h}^{-1}]}{0.3465[\text{h}^{-1}]} = 14.43\,\text{L}$$

正解：4（14.4 L）

（別解）　問 9-3-2 の解答から、体内薬物量を X とおくと、

$$X = \frac{k_0}{k_e}(1 - e^{-k_e t}) \cdots\cdots ①$$

ただし、$k_0$：投与速度、$k_e$：消失速度定数

第 6 章問 6-4 にあったように、この関数のグラフは、

$$X = \frac{k_0}{k_e}e^{-k_e t} \cdots\cdots ②$$ のグラフを直線 $X = \frac{k_0}{2k_e}$

について対称移動したものです。

グラフから、$t$ の値が十分大きくなれば、$X$ の値はほぼ $\frac{k_0}{k_e}$ に等しくなります。これを定常状態といい、

$$\frac{k_0}{k_e} = X_{ss} \cdots\cdots ③$$ とおいています。

これは、定常状態における体内薬物量です。

定常状態における血中濃度を $C_{ss}$、分布容積 $V_d$ とすると、

$$C_{ss} = \frac{X_{ss}}{V_d} = \frac{k_0}{k_e V_d} \cdots ④$$

グラフから、$C_{ss} = 20$、条件から $k_0 = 100$ ですから、あとは、$k_e$ を求めれば、④式から $V_d$ を求めることができます。

②式は 1 次反応式で、①と②は半減期 $t = t_{1/2}$ で交わるので、グラフを読めば、$t_{1/2} = 2$ がわかります。

$$t_{1/2} = \frac{\ln 2}{k_e}$$ より、

$$k_e = \frac{\ln 2}{t_{1/2}} = \frac{\ln 2}{2}$$

よって、④式より、$V_d = \dfrac{k_0}{C_{ss}k_e}$ ですから、これらの値を代入して、

$$V_d = \frac{100(\text{mg/h})}{20(\mu\text{g/mL}) \times \dfrac{\ln 2}{2}(\text{h}^{-1})} = \frac{10}{\ln 2} \fallingdotseq 14.4 \text{ L}$$

以上は、数学的に解いたものです。薬学では、$\dfrac{k_e X}{C}$ を全身クリアランスといい、$CL$ とおいて、これをかなめにしてさまざまな値を求めています。定速静注の場合は、$X = X_{ss}$、$C = C_{ss}$ ですから、

$$CL = \frac{k_e X_{ss}}{C_{ss}} \quad \cdots\cdots ⑤$$

$C_{ss} = \dfrac{X_{ss}}{V_d}$ より、$V_d = \dfrac{X_{ss}}{C_{ss}}$ であるから、これを⑤式に代入して、

$$CL = k_e V_d \quad \cdots\cdots ⑥$$

一方、⑤式に③式を代入すると、

$$CL = \frac{k_e X_{ss}}{C_{ss}} = \frac{k_e}{C_{ss}} \cdot \frac{k_0}{k_e} = \frac{k_0}{C_{ss}}$$

この式は、定速静注するときに $CL$ を求める公式で、本問では、

$$CL = \frac{100\,[\text{mg/h}]}{20\,[\mu\text{g/mL}]} = 5\,[\text{L h}^{-1}] \text{ とすぐに求まります。}$$

本解答では、ここから答えを導いています。
このように、薬学では全身クリアランス $CL$ のような主要な数値から答えを導いています。

補遺：以下の部分をわかっておくと応用が効きます。

$$C(t) = \frac{R}{CL}(1 - e^{-k_e \times t})$$

半減期のときの血中濃度 $C_{(t_{1/2})}$ は、

$$C(t_{1/2}) = \frac{R}{CL}(1 - e^{-k_e \times t_{1/2}})$$

$t_{1/2} = \dfrac{\ln 2}{k_e}$、$e^{-\ln 2} = \dfrac{1}{2}$ より、

$$C(t_{1/2}) = \frac{R}{CL}\left(1 - e^{-k_e \times \frac{\ln 2}{k_e}}\right) = \frac{R}{CL}(1 - e^{-\ln 2})$$

$$C(t_{1/2}) = \frac{R}{CL}\left(1 - \frac{1}{2}\right) = \frac{C_{ss,ave}}{2}$$

$C_{ss,ave}$ は定常状態の平均血中薬物濃度を表します。

### 問 9-4-1

(1) $-\dfrac{dC}{dt} = k$ より、$dC = -kdt$
を得ます。両辺を積分して、

$$\int dC = \int (-k)dt$$

よって、$C = -kt + c$（$c$ は任意定数）

初期条件 $t = 0$ のとき、$C = C_0$（初濃度）を代入して、
$C_0 = 0 + c$ より、$c = C_0$
よって、$C = -kt + C_0$

(2) 速度式より、$y$ 切片 $C_0$、傾き $-k$ の直線となるので、グラフは次のようになります。

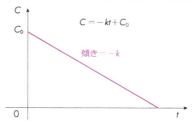

(3) $t = t_{1/2}$ のとき、$C = \dfrac{C_0}{2}$ ですから、

速度式に代入して、$\dfrac{C_0}{2} = -kt_{1/2} + C_0$

よって、$kt_{1/2} = C_0 - \dfrac{C_0}{2} = \dfrac{C_0}{2}$

したがって、$t_{1/2} = \dfrac{C_0}{2k}$ となります。

### 問 9-4-2

(1) $-\dfrac{dC}{dt} = kC^2$ より、$\dfrac{1}{C^2}dC = -kdt$ を得ます。両辺を積分して、

$$\int \frac{1}{C^2}dC = \int (-k)dt$$

よって、$\dfrac{1}{-1}C^{-1} = -kt + c$

すなわち、$\dfrac{1}{C} = kt - c$（$c$ は任意定数）

初期条件 $t = 0$ のとき、$c = C_0$（初濃度）を代入して、$\dfrac{1}{C_0} = -c$

すなわち、$c = -\dfrac{1}{C_0}$

よって、$\dfrac{1}{C} = kt + \dfrac{1}{C_0}$

(2) 速度式より、$y$ 切片 $\dfrac{1}{C_0}$、傾き $k$ の直線となるので、
グラフは次のようになります。

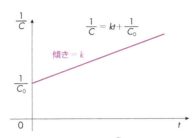

(3) $t = t_{1/2}$ のとき、$C = \dfrac{C_0}{2}$ですから、

速度式に代入して、$\dfrac{2}{C_0} = kt_{1/2} + \dfrac{1}{C_0}$

よって、$kt_{1/2} = \dfrac{2}{C_0} - \dfrac{1}{C_0} = \dfrac{1}{C_0}$

したがって、$t_{1/2} = \dfrac{1}{kC_0}$

### 国試にチャレンジ 9-4

急速静注による 1-コンパートメントモデルの微分方程式は、

$$\dfrac{dX}{dt} = -k_e X$$

となります。これを変形して、

$\dfrac{1}{X} dX = -k_e dt$ とし、

両辺を積分すると、

$$\int \dfrac{1}{X} dX = -k_e \int dt$$

$\ln X = -k_e t + C$ ($C$ は積分定数)

初期条件 $t = 0$ のとき $X = X_0$ なので、

$\ln X = -k_e t + \ln X_0$

$\ln X - \ln X_0 = -k_e t$

$\ln \dfrac{X}{X_0} = -k_e t$

$\dfrac{X}{X_0} = e^{-k_e t}$

$X = X_0 \cdot e^{-k_e t}$

両辺を $Vd$ で割ると、

$\dfrac{X}{Vd} = \dfrac{X_0}{Vd} \cdot e^{-k_e t}$

$X$ と $Vd$ と $C$ の関係は、$\dfrac{X}{Vd} = C$ より、

$C = C_0 \cdot e^{-k_e t}$

両辺を自然対数にすると、

$\ln C = \ln C_0 - k_e t$

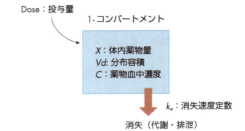

**1 誤りです。**

次の図より、薬物 A は初濃度 $C_0$ が一番高いことになります。投与量はすべて同じなので、体内薬物量もすべて等しくなります。$\dfrac{X}{Vd} = C$ より、薬物 A は $Vd$ が最も小さいといえます。

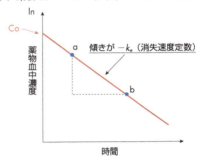

$CL = Vd \cdot k_e$ より、全身クリアランスは最も小さいので誤りです。

また、$C = C_0 \cdot e^{-k_e t}$ の両辺を積分すると、

$$\int_0^\infty C dt = \int_0^\infty C_0 \cdot e^{-k_e t} dt = \int_0^\infty \dfrac{X_0}{Vd} \cdot e^{-k_e t} dt$$
$$= \dfrac{X_0}{Vd \cdot k_e} [-e^{-k_e t}]_0^\infty = \dfrac{X_0}{Vd \cdot k_e} = \dfrac{X_0}{CL}$$
$$= AUC$$

となります。投与量はどの薬剤も同じで、血中濃度時間曲線下面積 AUC は薬物 A が一番大きいことからも $CL$ が一番小さいのは薬物 A であることからも誤りとわかります。

**2 誤りです。**

直線の傾きが平行関係にあるということは、消失速度定数 $k_e$ が等しいということです。

$\dfrac{X_0}{Vd} = C_0$ より、$Vd = \dfrac{X_0}{C_0}$ で、投与量 $X_0$ が同じなので、初濃度 $C_0$ が高い B の方が C より分布容積 $Vd$ が小さいことがわかります。

**3 正しいです。**

初濃度 $C_0$ が等しいということは $Vd$ が等しいので正しいです。

**4 誤りです。**

初濃度 $C_0$ は薬物 C ＜ 薬物 D より、分布容積 $Vd$ は薬物 C ＞ 薬物 D となります。

直線の傾きは薬物 C ＜ 薬物 D より、消失速度定数 $k_e$ は薬物 C ＜ 薬物 D となります。よって、この選択肢は誤りです。

5　正しいです。
　直線の傾きが一番大きいのは薬物 D ですから、消失速度定数 $k_e$ が最も大きいのは薬物 D です。よって、この選択肢は正しいです。

正解：3 と 5

## 国試にチャレンジ 9-5

分布容積 $Vd$ を求める式 $Vd = \dfrac{D}{C_0}$ に問題文で与えられた値を代入し、$Vd$ を求めます。

$$Vd = \dfrac{D}{C_0} = \dfrac{10\,[\text{mg}]}{0.05\,[\text{mg/mL}]} = 200\,\text{L}$$

次に、$k_e = \dfrac{\ln 2}{t_{1/2}}$ より、$k_e$ を求めます。

$$k_e = \dfrac{\ln 2}{t_{1/2}} = \dfrac{0.693}{11} \fallingdotseq 0.063\,\text{h}^{-1}$$

これらにより、薬物のクリアランス $CL$ が求まります。

$$CL = Vd \cdot k_e = 200\,[\text{L}] \times 0.063\,[\text{h}^{-1}] = 12.6\,\text{L h}^{-1}$$

投与間隔 $\tau$ (h) で、$n$ 回投与後の血中濃度は

$$C_n = C_0 \left(\dfrac{1-e^{-n \cdot k_e \cdot \tau}}{1-e^{-k_e \cdot \tau}}\right) e^{-k_e \cdot t}$$ で求まります。

$n \to \infty$ とすると、定常状態に達するので

$$C_{ss} = \lim_{n \to \infty} C_n = \lim_{n \to \infty} C_0 \left(\dfrac{1-e^{-n \cdot k_e \cdot \tau}}{1-e^{-k_e \cdot \tau}}\right) e^{-k_e \cdot t}$$

$$= C_0 \left(\dfrac{1}{1-e^{-k_e \cdot \tau}}\right) e^{-k_e \cdot t}$$

次の図から、定常状態平均血中濃度は曲線下面積を投与間隔で割ったものに等しいので、

$$C_{ss,ave} = \dfrac{\int_0^{\tau} C_{ss}\,dt}{\tau}\quad\cdots\cdots①$$

$$\int_0^{\tau} C_{ss}\,dt = \int_0^{\tau} C_0 \left(\dfrac{1}{1-e^{-k_e \cdot \tau}}\right) e^{-k_e \cdot t}\,dt$$

$$= \int_0^{\tau} \dfrac{X_0}{Vd} \left(\dfrac{1}{1-e^{-k_e \cdot \tau}}\right) e^{-k_e \cdot t}\,dt$$

$$= -\dfrac{X_0}{Vd \cdot k_e} \left(\dfrac{1}{1-e^{-k_e \cdot \tau}}\right) \left[e^{-k_e \cdot t}\right]_0^{\tau} = \dfrac{X_0}{Vd \cdot k_e}$$

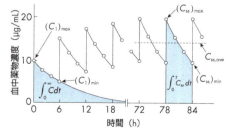

①式より、

$$C_{ss,ave} = \dfrac{\dfrac{X_0}{Vdk_e}}{\tau} = \dfrac{X_0}{Vdk_e} = \dfrac{\dfrac{X_0}{\tau}}{CL}$$

この式は、定常状態平均血中濃度 $C_{ss,ave}$ が投与速度（維持投与量：Maintenance Dose）をクリアランス $CL$ で割ったものに等しいことを表わしています。

定常状態での平均血中濃度を約 100 ng/mL になるように維持するので、その維持投与量 $MD$ は、

$$MD = C_{ss,ave} \cdot CL = 100\,[\text{ng/mL}] \times 12.6\,[\text{L/h}]$$
$$= 1.26\,[\text{mg/h}]$$

となります。

問題文では、6, 8, 12 h ごとの投与なので、それぞれの時間ごとに $MD$ を求めると、

　6 時間ごとの場合は、$MD = 7.56$ mg/6 h
　8 時間ごとの場合は、$MD = 10.08$ mg/8 h
　12 時間ごとの場合は、$MD = 15.12$ mg/12 h

となります。

この中で、投与間隔と維持投与量が選択肢と一致するのは、2 ということになります。

正解：2（8 時間ごとに 10 mg を投与）

## 問 9-4-3

(1) 濃度の対数の時間推移のグラフが直線であることから 1 次反応にしたがうことがわかります。

正解：1 次反応

(2) グラフから、初濃度が 10 µg/mL、その濃度が 5 µg/mL となるのが、$t = 2$ のときですから、半減期は 2 時間となります。

正解：2 時間

縦軸は対数軸ですが、目盛りは真数となっていることに注意します。

(3) 1 次反応にしたがうので、半減期と消失速度定数との関係は、

$$t_{1/2} = \dfrac{\ln 2}{k_e}$$ です。

よって、

$$k_e = \dfrac{\ln 2}{t_{1/2}} = \dfrac{\log 2}{\log e} \times \dfrac{1}{2} = \dfrac{0.30}{0.43} \times \dfrac{1}{2} \fallingdotseq \text{0.35}$$

(4) 1 次反応式 $\ln C = -k_e t + \ln C_0$ において、$C = 0.02 C_0$ を代入すると、

$$\ln 0.02 C_0 = -k_e t + \ln C_0$$

よって、

$$k_e t = \ln C_0 - \ln 0.02 C_0 = \ln \dfrac{C_0}{0.02 C_0}$$

$$= \ln \dfrac{1}{0.02} = \ln 50$$

したがって、

$$t = \frac{\ln 50}{k_e} = \frac{\log 50}{\log e} \times \frac{1}{k_e}$$
$$= \frac{\log 100 - \log 2}{\log e} \times \frac{1}{k_e}$$
$$= \frac{2 - 0.30}{0.43} \times \frac{1}{0.35} = \frac{1.7}{0.1505} \fallingdotseq 11 \text{ h}$$

(別解)
半減期 $t_{1/2} = 2$ がわかっているので、
$C = C_0 \left(\frac{1}{2}\right)^{\frac{t}{t_{1/2}}}$ より、$C = C_0 \left(\frac{1}{2}\right)^{\frac{t}{2}}$
この式に、$C = 0.02 C_0$ を代入して、

$$0.02 C_0 = C_0 \left(\frac{1}{2}\right)^{\frac{t}{2}}$$

すなわち、$0.02 = \left(\frac{1}{2}\right)^{\frac{t}{2}}$
両辺の常用対数をとり、

$$\log 0.02 = \log\left(\frac{1}{2}\right)^{\frac{t}{2}} = \frac{t}{2} \log \frac{1}{2} = -\frac{t \log 2}{2}$$

よって、

$$t = -\frac{\log 0.02}{\log 2} \times 2 = -\frac{\log \frac{2}{100}}{0.30} \times 2$$
$$= -\frac{\log 2 - 2}{0.30} \times 2 = \frac{3.40}{0.30} \fallingdotseq 11 \text{ h}$$

**問 9-4-4**

| 次数 | 反応式 | $t=0$ | $t=t_{1/2}$ | $t=2t_{1/2}$ | $t=3t_{1/2}$ | $t=4t_{1/2}$ |
|---|---|---|---|---|---|---|
| 0次 | $C = C_0\left(1 - \frac{t}{2t_{1/2}}\right)$ | $C_0$ | $\frac{C_0}{2}$ | 0 | | |
| 1次 | $C = C_0 \left(\frac{1}{2}\right)^{\frac{t}{t_{1/2}}}$ | $C_0$ | $\frac{C_0}{2}$ | $\frac{C_0}{4}$ | $\frac{C_0}{8}$ | $\frac{C_0}{16}$ |
| 2次 | $\frac{1}{C} = \frac{1}{C_0}\left(1 + \frac{t}{t_{1/2}}\right)$ | $C_0$ | $\frac{C_0}{2}$ | $\frac{C_0}{3}$ | $\frac{C_0}{4}$ | $\frac{C_0}{5}$ |

次の図は、初濃度と半減期が同じ場合の 0 次反応、1 次反応、2 次反応にしたがう薬物の時間経過に伴う濃度変化を同一座標平面上に表したものです。

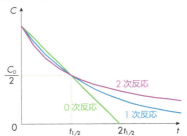

半減期前までの減少速度は、
2 次反応 > 1 次反応 > 0 次反応
の順に速くなり、
半減期後は逆に、
0 次反応 > 1 次反応 > 2 次反応
の順に速くなります。

**国試にチャレンジ 9-6**

本問は国家試験での解答時間の制限より、以下に示すように考えます。しかし、数学的な完全解法は補遺に示しましたので、参考にして下さい。

可逆反応において平衡状態では正反応と逆反応の速度は等しくなり、見かけ上反応が停止した状態であり、A と B の生成比は速度定数の比 $k_1/k_{-1}$ に等しくなります。式で示すと、平衡時の A および B の濃度をそれぞれ $[A]_{eq}$、$[B]_{eq}$ とすると、平衡時の正反応と逆反応の速度は、見かけ上 0 となりますので、両反応速度は等しくなるはずですから、
$$k_1 \cdot [A]_{eq} = k_{-1} \cdot [B]_{eq}$$
の関係が成立します。
平衡定数を $K$ とすると、
$$K = [B]_{eq}/[A]_{eq} = k_1/k_{-1}$$
となります。
そこで、与えられた図から平衡濃度を読み取ると、
$[A]_{eq} = 20\%$、$[B]_{eq} = 80\%$
となります。
したがって、
$$k_1 : k_{-1} = 4 : 1$$
の関係が求められます。解答欄で a $(k_1)$ と b $(k_{-1})$ の比が 4:1 の関係を選択します。唯一、選択肢 5 の 0.024、0.006 が 4:1 ですから、5 が正解となります。

正解：5

補遺：
$$A \underset{k_{-1}}{\overset{k_1}{\rightleftarrows}} B$$

A と B の初濃度を $a$、$b$ として、時間 $t$ 経過後の濃度変化を $x$ とすれば、そのときの正反応の速度は、$k_1(a-x)$ であり、逆反応のそれは $k_{-1}(b+x)$ となります。
よって、B の生成する正味の速度は、

$$dx/dt = k_1(a-x) - k_{-1}(b+x) \cdots\cdots①$$

となります。

平衡時は、正味の速度は 0 ですから、①式で左辺を 0 とおいて、平衡時の $x$ の値を $x_e$ とすれば、

$$\frac{(k_1 a - k_{-1}b)}{(k_1 + k_{-1})} = x_e \cdots\cdots②$$

①式の右辺を書き換えて、次の③式の形に誘導しておきます。

$$\frac{dx}{dt} = (k_1 + k_{-1})\left\{\frac{(k_1 a - k_{-1}b)}{(k_1 + k_{-1})} - x\right\} \cdots\cdots③$$

次に、②式と③式より、

$$\frac{dx}{dt} = (k_1 + k_{-1})(x_e - x) \cdots\cdots④$$

となります。

④式を変数分離して積分し、初期条件 $t = 0$ のとき、$x = 0$ を用いて解くと、⑤式が得られます。

$$\ln\frac{x_e}{x_e - x} = (k_1 + k_{-1})t \cdots\cdots⑤$$

この⑤式を用いて、$k_1$ と $k_{-1}$ とを計算します。与えられたグラフより、23 min での化合物 B の濃度は 40 % です。また、平衡時の化合物 B の濃度は 80 % です。これらの数値を⑤式に代入すると、

$$\ln\frac{80}{(80-40)} = (k_1 + k_{-1}) \times 23$$

$$(k_1 + k_{-1}) = \frac{\ln 2}{23} = \frac{0.693}{23} = 0.030 \text{ min}^{-1}$$

さらに、上述の解説にあるように、平衡定数より $k_1/k_{-1}$ が求められるので、

$$k_1 = 0.030 \times \frac{4}{5} = 0.024 \text{ min}^{-1}$$

$$k_{-1} = 0.030 \times \frac{1}{5} = 0.006 \text{ min}^{-1}$$

となります。

### 国試にチャレンジ 9-7

下記の 2 次反応における半減期 ($t_{1/2}$) と反応速度定数 ($k$) の関係式を覚えていれば、数値を代入するだけで計算できます。

$$k = \frac{1}{t_{1/2} \cdot C_0} \cdots\cdots①$$

問題文より、初濃度 ($C_0$) は 0.2 [mol/L]、半減期 ($t_{1/2}$) は 2 分 5 秒（125 秒）ですから、

$$k = \frac{1}{(125 \times 0.2)} = \frac{1}{25} = 0.04 \text{ L/(mol·s)}$$

補足：①式を記憶してなければ、2 次反応式の、$v = -\dfrac{dC}{dt} = kC^2$ を解いた $\dfrac{1}{C} = kt + \dfrac{1}{C_0}$ へ、$t = t_{1/2}$、$C = \dfrac{1}{2}C_0$ を代入して、$k = \dfrac{1}{t_{1/2} \cdot C_0}$ を導き利用します。

国試受験時には、$k = \dfrac{1}{t_{1/2} \cdot C_0}$ は記憶しておくと時間の節約にはなります。

### 国試にチャレンジ 9-8

**1 は正しいです。**

2 次反応の速度式（積分型）は $\dfrac{1}{C} = kt + \dfrac{1}{C_0}$ で表され、圧力、温度が一定ならば、速度定数 $k$ は初濃度 $C_0$ に直接影響されません。

速度定数 $k$ に影響を与える諸要因については、物理化学で衝突理論、遷移状態理論で学びます。

**2 は誤りです。**

初濃度 $C_0$ と半減期 $t_{1/2}$ の関係が $C_0 \cdot t_{1/2} = \dfrac{1}{k} = $ 一定から、$k$ の値が変わることはありません。基本に戻り、2 次反応の微分型の速度式 $v = -\dfrac{dC}{dt} = kC^2$ で考えます。

$k$ について問題文では特に触れていませんが、このような場合、一定と考えればよいので、濃度を 2 倍にすれば、速度は 4 倍となります。

すなわち、$n$ 次の反応は、$v = -\dfrac{dC}{dt} = kC^n$ ですから、$n$ 次の反応速度は濃度の $n$ 乗に比例すると覚えます。

**3 は正しいです。**

2 次反応では、半減期と初濃度の間に次のような関係 $k = \dfrac{1}{t_{1/2} \cdot C_0}$ が成立しています。

**4 は誤りです。**

2 次反応の基本速度式 $\dfrac{1}{C} = kt + \dfrac{1}{C_0}$ から、$\dfrac{1}{C}$ を縦軸、$t$ を横軸と考えれば、$\dfrac{1}{C_0}$ は切片、傾きは $k$ となります。

**正解：1 と 3**

### 国試にチャレンジ 9-9

0 次反応、1 次反応、2 次反応で進行する分解反応で、初濃度が同じで半減期も同じ場合には、薬物残存濃度の大小関係は半減期の前後で異なり次の関係があることが知られています。

**半減期以前の残存濃度：**

**0 次反応 ＞ 1 次反応 ＞ 2 次反応**

**半減期以降の残存濃度：**

**2 次反応 ＞ 1 次反応 ＞ 0 次反応**

したがって、与えられたグラフより、化合物 A は 2 次反応、化合物 B は 1 次反応、化合物 C は 0 次反応であることがわかります。

化合物 A は 2 次反応であることから、初濃度を 2 倍にすると、半減期は半分の 2 時間となります。

$t_{1/2} = \dfrac{1}{k \cdot C_0}$ より、半減期は、初濃度に反比例します。

化合物 B は 1 次反応であることより、初濃度を 2 倍にしても半減期は初濃度の影響を受けずに 4 時間のままです。

$t_{1/2} = \dfrac{0.693}{k}$ からも初濃度に依存しません。

化合物 C は 0 次反応であることから、初濃度を 2 倍にすると、半減期は 2 倍の 8 時間となります。

$t_{1/2} = \dfrac{C_0}{2k}$ より、半減期は、初濃度に比例します。

正解：㋑（A の半減期）：2（h）、
　　　㋺（B の半減期）：4（h）、
　　　㋩（C の半減期）：8（h）

補遺：各反応次数の半減期 $t_{1/2}$ と初濃度 $C_0$ および反応速度定数 $k$ の関係を求め、まとめておいて下さい。

0 次反応では、$C = -kt + C_0$ の式へ半減期 $t_{1/2}$ と $C = \dfrac{1}{2} C_0$ を代入整理すると、$t_{1/2} = \dfrac{C_0}{2k}$ が求まります。

1 次反応では、$\log C = -\dfrac{k_1}{2.303} t + \log C_0$ の式へ半減期 $t_{1/2}$ と $C = \dfrac{1}{2} C_0$ を代入整理すると、$t_{1/2} = \dfrac{0.693}{k}$ が求まります。

2 次反応では、$\dfrac{1}{C} = kt + \dfrac{1}{C_0}$ の式へ、$t = t_{1/2}$、$C = \dfrac{1}{2} C_0$ を代入すると、$t_{1/2} = \dfrac{1}{k C_0}$ が求まります。

0、1、2 次の各反応の反応速度定数と、半減期の関係は覚えておくことが望まれます。

## 国試にチャレンジ 9-10

本問は、典型的な擬 0 次反応を示す懸濁剤の分解反応に関する計算問題であり、詳細は薬剤学の分野で学習します。反応速度論を学ぶ初学者は、0 次反応の練習問題と考えて取り組んでみて下さい。問題文より、この液剤は懸濁剤であり、その初期の薬物量は 20 w/v%（g/100 mL）です。また、「水に対する溶解度 $C_s = 5$ w/v% であり、1 次反応速度式にしたがって分解」、「溶解速度は分解速度に比べて十分に速いものとする」とあることから、

薬物全量が溶解度 5 w/v% となるまでは、擬 0 次反応にしたがって分解し、溶解度 5 w/v% に達した後は、1 次反応で分解する事例と考えます。

1 次反応式の、$-\dfrac{dC}{dt} = k_1 \cdot C$ において、薬物量が $C_s = 5$ w/v% になるまでは常に $C = C_s$ と考えることになります。

よって、$-\dfrac{dC}{dt} = k_1 \cdot C_s$（一定）

となり、見かけ上 0 次反応となります。
このとき、

$k_0 = k_1 \cdot C_s$　………①

〔$k_1$：1 次反応の速度定数、$C_s$：溶解度〕
となります。

問題より、与えられた数値を代入し、この懸濁剤の分解速度定数を求めると、

$k_0 = 0.04\,[\mathrm{h}^{-1}] \times 5\,[\mathrm{w/v\%}] = 0.2\,[\mathrm{w/v\%\,h}^{-1}]$

したがって、初期の薬物量 20 w/v%（g/100 mL）が 18 w/v%（20 w/v% × 0.9）となるまでは、擬 0 次反応で分解するため、残存率 90 % になるまでの時間は通常の 0 次反応の関係式②を準用すれば求めることができます。

$C = -kt + C_0$　………②

数値を代入すると、

$18\,[\mathrm{w/v\%}]$
$\quad = 20\,[\mathrm{w/v\%}] - 0.2\,[\mathrm{w/v\%\,h}^{-1}] \times t\,[\mathrm{h}]$
$t = 10\ \mathrm{h}$

補遺：擬 0 次反応による分解が終わり、1 次反応で分解が進行を始める時間を求めると、
$5\,[\mathrm{w/v\%}] = 20\,[\mathrm{w/v\%}] - 0.2\,[\mathrm{w/v\%\,h}^{-1}] \times t\,[\mathrm{h}]$
より、$t = 75\,[\mathrm{h}]$ が求まります。
これ以降は 1 次反応（速度定数 0.04 h$^{-1}$）で分解するので、例えば、5.0 [w/v%] から 2.5 [w/v%] となるのは約 17.3 [h] です。
あくまで計算上ですが、初期の薬物量 20 [w/v%] が最終的に 2.5 [w/v%] 量となる時間は、
75 + 17.3 = 92.3 [h] となることが理解できます。

## 編者紹介

小林 賢 医学博士
1980年 北里大学大学院衛生学研究科修了
2002年 防衛医科大学校講師
現　在 日本薬科大学教授

熊倉隆二
1975年 上智大学理工学部卒業
現　在 日本薬科大学講師

## 著者紹介

岩﨑祐一 工学修士
1977年 埼玉大学大学院工学研究科修了
元 日本薬科大学講師

上田晴久 薬学博士
1974年 星薬科大学大学院薬学研究科修了
2001年 星薬科大学教授
現　在 日本薬科大学教授

佐古兼一 薬学修士
1999年 東京薬科大学大学院薬学研究科修了
2002年 北里大学助手
現　在 日本薬科大学講師

---

NDC499　　143p　　26cm

### わかりやすい薬学系の数学演習

2016年11月21日　第1刷発行
2018年2月20日　第2刷発行

編　者　小林　賢・熊倉隆二
著　者　岩﨑祐一・上田晴久・佐古兼一
発行者　鈴木　哲
発行所　株式会社 講談社
　　　　〒112-8001　東京都文京区音羽2-12-21
　　　　　　販　売　(03) 5395-4415
　　　　　　業　務　(03) 5395-3615
編　集　株式会社 講談社サイエンティフィク
　　　　代表　矢吹俊吉
　　　　〒162-0825　東京都新宿区神楽坂2-14　ノービィビル
　　　　　　編　集　(03) 3235-3701
本文データ制作　株式会社 エヌ・オフィス
カバー・表紙印刷　豊国印刷 株式会社
本文印刷・製本　株式会社 講談社

---

落丁本・乱丁本は，購入書店名を明記のうえ，講談社業務宛にお送りください．送料小社負担にてお取替えいたします．なお，この本の内容についてのお問い合わせは，講談社サイエンティフィク宛にお願いいたします．定価はカバーに表示してあります．

© M. Kobayashi and R. Kumakura, 2016

本書のコピー，スキャン，デジタル化等の無断複製は著作権法上での例外を除き禁じられています．本書を代行業者等の第三者に依頼してスキャンやデジタル化することはたとえ個人や家庭内の利用でも著作権法違反です．

JCOPY 〈(社)出版者著作権管理機構 委託出版物〉

複写される場合は，その都度事前に(社)出版者著作権管理機構(電話 03-3513-6969, FAX 03-3513-6979, e-mail: info@jcopy.or.jp)の許諾を得てください．

Printed in Japan

ISBN 978-4-06-156319-3